产前遗传
咨询手册

主　编◎程蔚蔚 王彦林 邬玲仟
副主编◎吴　怡 李淑元 杲　丽

U0295602

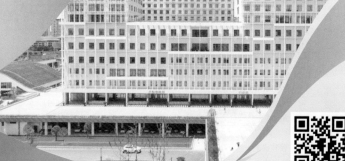

请扫码观看
介入产前诊断
操作视频

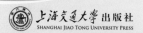

上海交通大学出版社
SHANGHAI JIAO TONG UNIVERSITY PRESS

内容提要

本书以遗传咨询为切入点,内容涉及遗传疾病的发生机制、出生缺陷预防、遗传咨询的整体流程和质量控制,详细介绍了各类产前筛查和产前诊断方案,包括细胞诊断和分子诊断新技术,提供了检测前咨询、检测后报告解读的系统化指导。对于从事遗传咨询、产前筛查及产前诊断工作的相关人员,本书可作为实用工具书。

图书在版编目(CIP)数据

产前遗传咨询手册/程蔚蔚,王彦林,邬玲仟主编
. —上海:上海交通大学出版社,2023.12
　ISBN 978 - 7 - 313 - 29985 - 7

Ⅰ.①产…　Ⅱ.①程…②王…③邬…　Ⅲ.①胎前诊断—遗传咨询—手册　Ⅳ.①R714.5 - 62②R394 - 62

中国国家版本馆 CIP 数据核字(2023)第 242488 号

产前遗传咨询手册
CHANQIAN YICHUAN ZIXUN SHOUCE

主　编:	程蔚蔚　王彦林　邬玲仟		
出版发行:	上海交通大学出版社	地　址:	上海市番禺路 951 号
邮政编码:	200030	电　话:	021 - 64071208
印　制:	上海锦佳印刷有限公司	经　销:	全国新华书店
开　本:	787mm×1092mm　1/32	印　张:	5.25
字　数:	83 千字		
版　次:	2023 年 12 月第 1 版	印　次:	2023 年 12 月第 1 次印刷
书　号:	ISBN 978 - 7 - 313 - 29985 - 7	音像书号:	ISBN 978 - 7 - 88941 - 626 - 9
定　价:	36.00 元		

编 委 会

组　编　上海市产前诊断技术质量控制中心

主　编　程蔚蔚　王彦林　邬玲仟

副主编　吴　怡　李淑元　杲　丽

编　委　（按姓氏拼音排名）

　　　　常椿欣　陈毅瑶　韩　旭　胡雯婧　华人意

　　　　李　明　吕明丽　牛建梅　苏　敏　谭玉茹

　　　　王晓凤　徐　燕　叶宝英　张　朵　张海鸥

　　　　张兰兰　赵欣荣

审　校　（按姓氏拼音排名）

　　　　蒋宇林　沈　婕　孙丽洲　张月萍　朱宝生

序

出生缺陷是全球关注的重大公共卫生问题,我国是出生缺陷高发国家,《中国出生缺陷防治报告(2012)》显示,我国出生缺陷发生率与世界中等收入国家的水平接近,约为5.6%。近年来,在国家卫生健康委会同相关部门的积极推进下,针对出生缺陷已经建立起完善的三级防控体系,遗传咨询贯穿于三级防控的各个环节。做好遗传咨询事关母婴安全和出生人口素质,关乎家庭幸福和社会和谐,因此,遗传咨询的质量控制至关重要。

随着分子检测技术的快速发展,孕前、产前筛查与诊断已经进入基因组大数据时代,精准筛查与诊断面临诸多咨询方面的挑战。由上海市产前诊断技术质量控制中心组织编写的《产前遗传咨询手册》,针对孕前、产前遗传咨询面临的各种情况,包括胎儿超声软指标、胎儿结构异常、产前筛查报告、产前诊断报告(染色体、常见单基因病)、孕前携带者筛查、介入产前诊断操作规范及咨询等,给予了非常全面的规范性指导,同时对开展产前诊断技术医疗机构的基本标准也进行了描述。该手册图文并茂,内容翔实,集专业性、实用性于一体,可作为临床医生孕前、产前遗传咨询的案头工具书。

希望《产前遗传咨询手册》的出版,可以让更多医务工作者更加全面地认识和了解孕前、产前遗传咨询的方法和路径,不断提高孕前、产前遗传咨询能力,全面提升咨询服务质量,进一步完善出生缺陷三级防控体系,降低出生缺陷率,在"生命起点"把好关。

邬玲仟

前　言

随着科学技术的发展和诊断技术的提高,平均每年增加 100 余种新发现的遗传病,因此,遗传病是一种常见病、多发病。我国现有数千万名遗传病患者,他们中有不少人终身残障,这给患者带来了无穷的痛苦,也给家庭和社会带来了沉重的负担。遗传咨询的主要目的是通过三级预防,找到遗传病基因的携带者,并对其生育患病后代的概率进行预测,以便采取预防措施,减少遗传病患儿的出生,降低遗传病的发病率。

近年来,分子诊断学技术快速发展给临床产前诊断带来了一个又一个的突破。在此背景下,做好临床遗传咨询质量控制显得尤为重要。各种产前诊断技术有其技术优势和检测盲区,不同的检测技术应用于产前诊断中,有不同的注意事项和质量控制要点,应当根据临床的需求对不同的诊断技术进行适当的选择。

在出生缺陷的三级预防中,我们更提倡一级预防,也就是我们常说的携带者筛查。研究显示,正常人群人均携带 2.8 个隐性遗传病的致病基因变异。若夫妻双方在常染色体上携带了同一个隐性遗传病的致病基因变异,生育后代时,有 1/4 的概率同时将各自的致病变异遗传给后代。对于没有遗传病家族史的备孕者也建议进行致病基因携带者筛查,因为 80% 的遗传病患者并没有家族史,大部分单基因遗传病也无法通过常规产检检出。单基因遗传病在普通人群中的发病率约为 3‰,远高于 21 - 三体综合征的发病率,所以一级预防非常重要,也是可行的。

出生缺陷的二级预防指血清学筛查、无创产前检测(noninvasive prenatal testing, NIPT)筛查、产前超声诊断以及介入诊断,本书也做了详细的介绍。

虽然我们处于分子检测时代中,但对生化筛查的质控仍不能放松。在遗传咨询的质量控制中,生化筛查也是很重要的一部分。明确血清学产前筛查的应用范围、目标疾病、母体血清标志物变化规律、风险值计算原理、不同筛查方案对 21 - 三体综合征检出率的影响、质控重点指标等,都可能改善检测误差以及结果。检测前后的充分咨询也是必不可少的。

NIPT 筛查能力快速发展,但其筛查局限性、假阴性等问题仍需要引起重视。遗传咨询质控的重点被更多地放在 NIPT 检测前的咨询，以明确适宜人群和慎用人群。NIPT 技术的快速发展也敦促临床咨询人员不断学习，充分了解筛查的局限性，对于非适宜人群，仍应给予介入产前诊断。

产前诊断的不确定性仍是目前产前诊断发展中面临的主要困境，同时不规范的基因诊断及分析也比比皆是。全外显子技术和全基因组技术的风暴式发展也为遗传咨询质量控制带来了更大的挑战。对于产前诊断临床工作者，本书是一部全面而又基础的质控规范手册，对于不同疾病的诊断评估给出了有价值的遗传咨询指导，相信大家在研读后一定会有所收获。遗传咨询能力的不断提高，将是持续全面提升产前诊断服务质量的关键。

程蔚蔚

目　录

第一章 产前遗传咨询

第一节
对高龄孕妇的遗传咨询

高龄孕妇的定义为预产期年龄大于或等于 35 周岁。

高龄女性孕前咨询应当告知高龄的妊娠风险、最佳的体重增长范围、高血压和糖尿病等并发症的筛查方式、甲状腺疾病的筛查,以及不同孕周相应的产前筛查方式等,并提醒月经异常者检测黄体功能的必要性。

不同孕周产前筛查的内容及适时产前诊断的建议如下。

一、不同年龄段风险

高龄女性产生胚胎染色体非整倍体的概率增加,妊娠后孕早期应预防黄体功能不全引起的流产,孕 11～13 周应进行早孕超声筛查及子痫前期风险筛查,并告知孕妇在孕 11～22 周适时进行产前诊断。不同年龄段妊娠女性孕中期胎儿染色体异常风险率见表 1-1-1。

表 1-1-1　基于母亲年龄的孕中期胎儿染色体异常风险率

	21-三体	18-三体	13-三体	性染色体非整倍体(XXX,XXY,XYY,45X)	微结构异常或罕见染色体异常	所有的染色体异常
20 岁	1/1 250	1/5 000	1/11 000	1/294	1/270	1/122
25 岁	1/1 000	1/4 300	1/9 800	1/294	1/270	1/119
30 岁	1/714	1/2 500	1/6 500	1/294	1/270	1/110
35 岁	1/294	1/1 111	1/2 500	1/285	1/270	1/84
40 岁	1/86	1/333	1/714	1/196	1/270	1/40

二、产前诊断/产前筛查

根据产前诊断技术管理办法,对于高龄孕妇首先建议介入性产前诊断,包括羊膜腔穿刺术、绒毛膜取样和脐静脉穿刺脐血取样,以获得胎儿/胎盘细胞。需告知孕妇手术相关风险和益处。

虽然高龄孕妇属于无创 DNA 筛查慎用指征,但是采用无创产前筛查以测定母体血液中胎儿游离 DNA,依然逐渐成为不能接受介入性产前诊断的孕妇常用的检查方法,特别是有介入性产前诊断禁忌证者(如先兆流产、发热、出血倾向、感染活动期等)。

该方法比超声筛查的敏感性更高,且假阳性率更低。无创产前筛查出现假阳性的原因有以下几种:①限制性部分性胎盘嵌合;②双胎妊娠一胎死亡;③母体为嵌合体;④母体患有肿瘤,肿瘤细胞释放游离 DNA 干扰;⑤测序实验数据不稳定,阳性结果需要重复测序进行实验验证。

第二节
对有流产或复发性流产史妇女的遗传咨询

自然流产是指妊娠不足 28 周、胎儿体重不足 1000 g 即自然终止妊娠。复发性流产是指多次妊娠胎儿丢失,欧洲和美国大多采用 2 次为标准,我国采用 3 次为标准。不过,连续发生≥2 次流产即应重视并予评估,因其再次出现流产的风险与 3 次者相近。

一、病因

1. 胚胎因素

60%～70%的流产物能检测到染色体异常,以非整倍体最多,占所有异常的 70% 以上,16 - 三体、22 - 三体、45,X 最为常见;其他异常还包括多倍体、大片段不平衡等。

2. 母体因素

包括全身性疾病、生殖器异常、内分泌异常、强烈应激与不良习惯、免疫功能异常等。

3. 父亲因素

包括精子质量及染色体异常等。

4. 环境因素

包括有毒有害物质接触史等。

二、临床处理原则和遗传咨询路径

1. 采集病史

详细询问不良孕产史发生的时间、次数,夫妇年龄,是否有其他不良妊娠经历,是否有相关家族史;了解女方月经情况,是否患糖尿病、多囊卵巢综合征、甲状腺功能亢进或减退症,是否有盆腔手术史;了解男方是否有少、弱精子症。

2. 进行必要的检查

(1) 首先进行流产物染色体检查,能辅助查找原因,并对评估下次妊娠预后产生帮助。

(2) 下列情况需进行夫妇染色体检查:流产物染色体为 13、14、15、21、22 号染色体非整倍体;可能来自夫妇相互易位或倒位的染色体大片段不平衡,应对夫妇进行外周血染色体核型分析;如流产物为染色体微缺失/微重复异常,则应对夫妇进行外周血染色体微阵列(chromosomal microarray, CMA)检测。

(3) 流产物染色体为非整倍体而夫妇染色体

核型正常时,应考虑卵巢功能、甲状腺功能、胰岛素抵抗等检查。

（4）2次或2次以上流产且流产物染色体检查正常时,应进行抗磷脂抗体、抗狼疮抗体和凝血血栓相关检测,以排除自身免疫性疾病和血栓性疾病;进行超声或磁共振成像（magnetic resonance imaging, MRI）检查以排除患者生殖道结构异常。

3. 遗传风险评估

（1）流产胚胎或胎儿核型是新发的非整倍体时,下次妊娠成功的概率要高于整倍体流产,再次发生非整倍体流产的风险与女方年龄以及基础疾病相关。

（2）当夫妇中一方染色体异常时,再发风险因异常种类而异:①非同源罗伯逊易位携带者,再次妊娠胎儿染色体异常的理论概率为4/6,此概率因携带者性别而异。单体胚胎通常在临床可识别的妊娠前停止发育,因此不会导致明显的临床效应。21-三体胎儿大部分在3个月内流产,21-三体可存活至出生。②同源罗伯逊易位携带者,无法形成正常染色体胚胎。③相互易位携带者,再次妊娠时胎儿染色体异常的理论概率为16/18,此概率因参与易位的染色体及断裂点不同而不同,遗传咨询时应参考家系及经验数据,并结合文献,综合评估实际风险。④倒位携带者再次妊娠时胎儿染色体异常的理论概率为 2/4,实际概率以及异常胚胎在宫内存活时间与倒位片段的位置、大小等因素相关:倒位片段越大,形成异常胚胎的概率越高,异常胚胎所携带的不平衡片段越小,越有可能存活至孕中晚期;反之,倒位片段越小,形成异常胚胎的概率越低,异常胚胎所携带的不平衡片段越大,致死性越强,多表现为不育和早期流产。

(3)若女方因 NLRP7 等基因变异导致复发性水泡状胎块,则无正常生育机会。

4. 进一步处理

(1)妊娠方式选择。①期待和试孕:适用于年龄较轻、既往流产次数不超过 3 次的夫妇。②胚胎植入前遗传学检测(preimplantation genetic test, PGT):适用于既往流产次数≥3 次,年龄较大,或合并继发不孕症等的夫妇。③供精或供卵:适用于因同源染色体罗伯逊易位而无法形成正常胚胎的夫妇;男方染色体异常,特别是合并少弱精子症时,可考虑供精;女方携带水泡状胎块相关基因时,需要供卵。

(2)当合并甲状腺疾病、糖尿病、自身免疫性疾病、血栓性疾病、生殖道结构或功能异常时,再次妊娠前需做全面评估,必要时需到专科进行治疗。

(3)无论是自然妊娠还是 PGT 妊娠,再次妊娠都推荐进行介入产前诊断,除非有穿刺禁忌证,否则不应行孕妇外周血胎儿游离 DNA 检测。

第三节
对曾生育出生缺陷儿夫妇的遗传咨询

出生缺陷是指个体出生时已经存在的各种结构性异常和功能性异常的总称，是导致新生儿预后不良的重要原因。常见的出生缺陷包括神经管缺陷(无脑儿、脑积水、脊柱裂)，唇裂，腭裂，先天性心脏病(如房间隔缺损、室间隔缺损、动脉导管未闭、法洛四联症、完全性大动脉转位、肺动脉狭窄等)，21-三体综合征等。

一、病因

包括遗传因素和环境因素，也可由两种因素相互作用导致。

二、临床处理原则和遗传咨询路径

1. 采集病史

获得足够多的表型以及家族史，帮助初步判断疾病所涉及的系统、病因学范畴(环境因素为主还是遗传因素为主)、遗传方式等，有利于结合全身检查结果给出准确的疾病诊断。表型包括疾病的症状和体征、发病时间、诱因、症状持续时间及严重程度、症状缓解的方式等。家族史包括家族中是否有其他成员发病、家族成员的亲缘关系等。

2. 进行必要的检查

根据收集到的病史、表型、家族史等信息，初步判断疾病的大致原因，对患儿进行必要的检查，包括体格检查、生化指标检查、病原体检查、辅助检查（超声检查、MRI等）、遗传学检查［核型分析、染色体微阵列、全外显子组测序（whole exome sequencing，WES）等］。

检查应从先证者着手，根据病史和体检结果，按照诊断和鉴别诊断思路，优先选择与表型高度相关的项目。当先证者遗传学检查有阳性发现时，需要行夫妇双方检查，以验证遗传学变异的来源，必要时行扩大的家系检查。

在先证者缺乏的情况下，夫妇双方核型检查能够在有限范围内降低下一胎出生缺陷的风险。夫妇双方全外显子组测序有可能在有限范围内找到导致先证者死亡的严重遗传病病因，但除非先证者表型高度指向某一种遗传性疾病，否则不建议在先证者缺乏的情况下对夫妇双方进行基因检测。

3. 遗传风险评估及处理

（1）如果缺陷患儿为 21 -三体综合征、18 -三体综合征、13 -三体综合征、Turner 综合征等非整倍体异常，下一次复发风险通常不超过 1%。除非夫妇中一方染色体异常，或合并其他高风险因素（如高龄等），否则不需要通过 PGT 获得健康后代。

为了避免夫妇生殖腺嵌合导致的后代非整倍体复发,再次妊娠时需要进行介入产前诊断。

(2)如果缺陷患儿为新发的大片段染色体不平衡,下一次复发风险通常不超过1%,除非夫妇合并其他高风险因素(如高龄、单基因遗传病等),否则不需要实施PGT获得健康后代,可自然妊娠后进行介入产前诊断。如果缺陷患儿的大片段染色体不平衡是由于夫妇双方或一方的染色体易位或倒位,下一次复发风险较高(参考本章第二节),可结合年龄、既往生育史、卵巢功能、宫腔条件等情况,综合评估PGT的必要性及预后,指导下一次妊娠。无论是PGT还是自然妊娠,都应行介入产前诊断。

(3)对于明确的环境因素(如母体糖尿病、梅毒、烟酒嗜好、叶酸缺乏或不足、病原微生物感染等)相关的出生缺陷,下一胎总体复发风险降低,下次妊娠前应进行治疗或干预,可在避免类似因素后再次妊娠。如叶酸缺乏导致的神经管缺陷生育史者,在叶酸达到正常浓度的2~3个月后怀孕,能降低70%的神经管缺陷发生风险,补充剂量为4 mg/d。

------- · 第四节 · -------
对有遗传病家族史夫妇的遗传咨询

遗传病是一种家族性疾病,是指生殖细胞或受精卵的遗传物质(染色体和基因)发生突变(或畸变)所引起的疾病。

遗传病具有由亲代向后代传递的特点。遗传病常为先天性的,也可后天发病,如 21 -三体综合征、先天性听力障碍、血友病等。部分遗传病在出生一定时间后才发病,有时要经过几年、十几年甚至几十年后才会出现明显症状。遗传病的主要类型有染色体病、单基因病、多基因病、线粒体遗传病和体细胞遗传病等。

一、遗传咨询目的

(1)理解有关遗传病的基本情况,包括诊断、预后和处理措施。

(2)明确疾病的遗传方式和特定亲属的再发风险。

(3)了解有关疾病的诊断和防治方法及其可能的选择,如产前诊断、生育方法的改变等,并根据再发风险和咨询者生育目标选择最适合的措施。

(4)制订妥善照顾已患病家庭成员的措施,包括家庭和可能提供的社会福利等。

二、临床处理原则和遗传咨询路径

1. 染色体疾病

详见本章第二节。

2. 单基因病

如果缺陷患儿为单基因遗传病且遗传自父母，常染色体显性遗传病的再发风险为 50%，常染色体隐性遗传病的再发风险为 25%；对于 X 连锁显性遗传病，当女方为患者时，后代发病风险为 50%，当男方为患者时，其男性后代均为健康人，女性后代均为患者；对于 X 连锁隐性遗传病，当女方为携带者时，男性后代发病风险为 50%，女性后代 50% 为携带者，当男方为患者时，其男性后代均为健康人，女性后代均为携带者，但需注意，女性携带者可能因 X 染色体失活偏斜而表现部分症状。

家族遗传的单基因病有 PGT 指征，但是否采用 PGT，应结合年龄、既往生育史、卵巢功能、宫腔条件、胚胎可用率等情况，综合评估 PGT 的必要性及预后。无论 PGT 还是自然妊娠，都建议行介入产前诊断。而对于新发的单基因病，下一次复发风险很低，但不能排除生殖系嵌合，可采用自然妊娠结合介入产前诊断的方式获得健康后代。

3. 多基因病

多基因病病因复杂，常有家族聚集倾向，在排除已知遗传因素后，可遵循多基因遗传病的风险评估原则予以评估，即家族中发病人数越多，下一胎复发的风险越高。咨询中还应提供治疗的相关信息，必要时转至专科医院进一步咨询。

4. 线粒体遗传病

其特点为母系遗传和高度表现型差异。基于目前国内的诊疗现状,线粒体变异的女性想生育后代,可供选择的生育方式有:①使用捐赠卵子受孕;②正常受孕,进行产前诊断;③行 PGT 助孕,并进行产前诊断。

第五节
对孕期接触过不良环境或致畸物孕妇的遗传咨询

一、致畸原因

造成胎儿畸形的病因包括遗传因素(染色体和基因缺陷),环境因素(药物、致畸物、感染及机械力量),母体代谢因素(如糖尿病、苯丙酮尿症)及其相互作用。在所有出生缺陷的病因构成中,遗传因素占 20%～25%,环境因素、母体疾病及代谢因素仅占 15%左右,其他不明原因或多因素疾病则占 60%～65%。

胚胎发育有"敏感期"和"不敏感期"的概念:受精后 1～2 周为胚胎发育的"不敏感期",如果环境致畸物或药物对胚胎发育有影响,则直接导致胚胎停止发育;如果对胚胎发育没有影响,则胚胎存活,此效应又称为"全"或"无"效应。受精后 3～12 周为胚胎器官分化的关键时期,是对致畸因素敏感的时期。

二、临床处理原则和遗传咨询路径

1. 妊娠期辐射性影像学检查的风险

妊娠期辐射暴露的风险主要是胚胎死亡、胎儿生长受限、小头畸形、肿瘤以及远期智力障碍等。既往资料显示,导致不良结局的风险大小和程度取决于胎儿的暴露孕周和暴露剂量。动物实验及回顾性临床资料显示,造成胎儿不良结局的最低辐射暴露剂量通常为 $50 \sim 200\,mGy$,大剂量的暴露($> 1\,Gy$,$1\,Gy = 1\,000\,mGy$)才容易导致胚胎死亡。

据测试,临床上常用的诊断性辐射性影像学检查方法的剂量通常低于 $50\,mGy$,其中常用的胸部 X 线片和胸部 CT 的胎儿辐射暴露剂量分别为 $0.000\,5 \sim 0.01\,mGy$ 和 $0.01 \sim 0.66\,mGy$(见表 1-5-1)。部分孕妇意外接受了辐射性影像学检查,由于其胎儿辐射暴露剂量远远低于 $50\,mGy$,因此不推荐作为终止妊娠的医疗指征。但孕期,尤其是孕早期,因病情需要,特殊类型检查或多次检查导致累计暴露剂量超过 $100\,mGy$ 时,可根据孕周及胎儿辐射暴露剂量大小综合分析其风险(见表 1-5-2)。同时,是否继续妊娠还需要尊重孕妇及家属意愿,并参考相关法律法规。

表 1-5-1　妊娠期常用 X 线、CT 及核医学的照射部位及胎儿辐射暴露剂量

检查方法及照射部位	胎儿辐射暴露剂量（mGy）
X线（正侧位）	
颈椎	<0.001
四肢（仅检测一侧上肢或下肢时）	<0.001
乳房	0.001~0.01
胸部	0.0005~0.01
腹部	0.1~3.0
腰椎	1.0~10
静脉肾盂造影	5~10
结肠气钡双重造影	1.0~20
CT	
头、颈部	0.001~0.01
胸部或肺动脉造影	0.01~0.66
限制性骨盆测量（经股骨头层面的单层轴位扫描）	<1
腹部	1.3~35
盆腔	10~50
核医学	
低剂量灌注显像	0.1~0.5
^{99m}Tc-亚甲基二膦酸盐骨显像	4~5
全身 PET/CT	10~50

表 1-5-2 受孕后不同时间辐射暴露的风险及估计影响胎儿的辐射剂量阈值

受孕后时间及可能影响	估计辐射暴露剂量阈值(mGy)
0~2 周	
胚胎死亡或没有影响	50~100
2~8 周	
先天畸形(骨骼、眼、生殖器)	200
生长受限	200~250
8~15 周	
严重智力障碍(风险高)	60~310
小头畸形	200
16~25 周	
严重智力障碍(风险低)	250~280

2. 药物的致畸作用

药物对胎儿发育的影响有自然流产,胎儿生长迟缓、结构畸形,新生儿药物撤退、神经行为发育的长期效应、肿瘤等。

受精 2 周内用药,对胚胎的影响为"全"或"无"效应。受精后 10 周内胎儿器官形成,是主要致畸阶段(流产、畸形、代谢性或功能性的损害)。在妊娠中晚期,器官已形成,不太可能致畸,但器官和组织的生长和功能可受影响。

对于常用药物对胚胎发育的潜在风险,咨询中需综合考虑药物种类、药物代谢特点、用药时期、动物试验、最新药物临床试验等多方面循证医学证据，进行分析。疑难病例建议及时转诊至各产前诊断中心药物咨询专科门诊进行咨询。

常用的药物安全性评估工具有《中华人民共和国药典临床用药须知》《妇产科学》《妊娠和哺乳期患者治疗临床药师指导手册》、Briggs 编写的《Drugs in Pregnancy and Lactation》、UpToDate 临床顾问、美国食品药品监督管理局（Food and Drug Administration, FDA）药物安全性分级、Micromedex、Dailymed、药物说明书、用药助手等。

FDA 根据动物实验和临床用药经验，将药物对胎儿致畸相关的影响分为 A、B、C、D、X 五类。

A 类：在设对照组的药物研究中，妊娠首 3 个月的妇女中未见到药物对胎儿产生危害的迹象（并且也没有在其后 6 个月具有危害性的证据），该类药物对胎儿的影响甚微。

B 类：在动物繁殖研究中（并未进行孕妇的对照研究），未见到药物对胎儿的不良影响；在动物繁殖性研究中发现药物有不良反应，但这些不良反应并未在设对照的、妊娠首 3 个月的妇女中得到证实（也没有在其后 6 个月具有危害性的证据）。

C 类：动物研究证明药物对胎儿有危害性（致畸或胚胎死亡等）；药物尚无设对照组的妊娠妇女研究；药物尚未对妊娠妇女及动物进行研究。本类药物只有在权衡对孕妇的益处大于对胎儿的危害之后方可使用。

D类:有明确证据显示,药物对人类胎儿有危害性,只有当孕妇用药后绝对有益时方可使用,例如用该药物挽救孕妇的生命,或针对其他较安全的药物治疗无效时的严重疾病。

X类:对动物和人类的药物研究或人类用药的经验表明,药物对胎儿有危害,而且孕妇应用这类药物无益,因此禁用于妊娠或可能怀孕的患者。

2014年,FDA要求处方药标签要更清楚地阐明孕期和哺乳期女性服用药物的风险,取消这种简单的五分类方法,在药品标签上不再允许使用字母来描述风险。2015年6月30日以后上市的药物(不包含非处方药)均遵循新的标签要求。

第六节
对常见胎儿超声软指标的遗传咨询

一、胎儿三尖瓣反流

三尖瓣反流是指收缩期血液经关闭不全的三尖瓣反流入右房,通常继发于右心室扩张,以及严重肺动脉高压或右室流出道梗阻引起的右心室高压。

1. 三尖瓣反流成因

可能为先天性心血管畸形或心律失常,亦可见于心血管结构及心脏节律正常的胎儿。

2. 临床处理及遗传咨询

（1）单纯的孕早期三尖瓣反流与胎儿染色体异常、心脏异常的关系不密切，但三尖瓣反流结合其他指标异常时，对非整倍体的预测具有较好的效果。如果合并其他软指标异常、结构异常，应建议介入性产前诊断及胎儿核型和芯片检测。

（2）由于胎儿三尖瓣轻度反流可能合并其他心脏结构畸形，或合并其他器官结构异常，故建议详细的畸形筛查及胎儿心脏超声。

（3）孕中期胎儿轻度的三尖瓣反流多为生理性（见图 1-6-1）。如果是单发的三尖瓣轻中度反

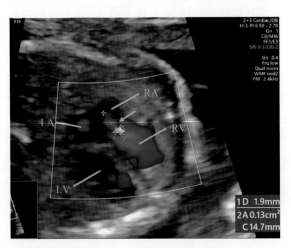

图 1-6-1　胎儿三尖瓣轻度反流

箭头所指为三尖瓣轻度反流。LA. 左心房；RA. 右心房；LV. 左心室；RV. 右心室

流,预后较好,追踪复查表明大多数三尖瓣轻中度反流在孕中晚期逐渐消失或出生后消失。部分严重的三尖瓣反流(见图1-6-2)是病理性的,如三尖瓣发育不良、三尖瓣下移、肺动脉瓣缺如等,预后欠佳。

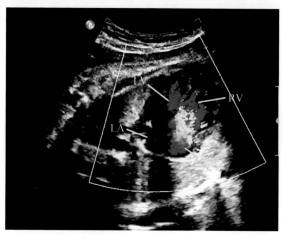

图1-6-2　胎儿三尖瓣下移畸形伴三尖瓣重度反流

三尖瓣重度反流,反流束达心房底部。LA. 左心房;RA. 右心房;LV. 左心室;RV. 右心室

(4) 新生儿随访。

二、胎儿肠管回声增强

肠管强回声是指在孕期出现胎儿肠管回声增强,且与胎儿骨骼回声相近的现象。

1. 肠管强回声强度分级

Ⅰ级:肠管回声稍低于周围骨组织回声。

Ⅱ级:肠管回声等于周围骨组织回声(见图
1-6-3)。

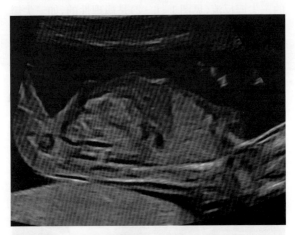

图 1-6-3　胎儿肠管回声增强(Ⅱ级)

Ⅲ级:肠管回声高于周围骨组织回声。

2. 临床处理及遗传咨询

(1)若肠管强回声胎儿合并其他软指标或其
他结构异常,有 1‰~2‰的可能发生非整倍体异
常,建议介入性产前诊断及胎儿核型和芯片检测。

(2)部分新生儿会出现胎粪性腹膜炎或胎粪
性肠梗阻,伴发肠管扩张,还可能出现肠道闭锁等
问题,或可能合并其他结构异常。胎儿需进行详细
的畸形筛查,排除其他结构畸形及软指标异常。

(3)许多研究显示肠管强回声的胎儿易查出
巨细胞病毒感染,其次是弓形虫感染。建议完善感

染指标检测。

（4）研究发现肠管强回声与宫内死胎（OR 值 17.3）及宫内生长受限胎儿（OR 值 2.0）之间有紧密的联系。说明孤立的肠道强回声是与之相关的危险因素。动态超声随访胎儿生长发育情况。

（5）有研究在法国西北部肠管强回声胎儿中进行囊性纤维病基因检测，其中 7.6％的胎儿发现基因异常，综合检查结果，通过肠管强回声可诊断 10.7％的囊性纤维病。特殊人群必要时行 WES 或基因检测。

三、胎儿侧脑室轻度扩张

侧脑室轻度扩张是指在胎儿的侧脑室水平横切面上，侧脑室后角内径≥10 mm，但<15 mm，可表现为一侧侧脑室扩张或双侧侧脑室均扩张（见图 1-6-4）。

临床处理及遗传咨询如下。

（1）有 1/3 的轻度侧脑室扩张胎儿合并其他畸形，如胼胝体发育不良、灰质异位、菱脑融合等，这些结构异常在孕中期超声检查，尤其在 18～20 周时难以明确诊断，建议行 MRI 检查以进一步评估。

（2）总体上，轻度侧脑室扩张胎儿的染色体异常发生率为 5％，但产前影像学检查的假阴性率为

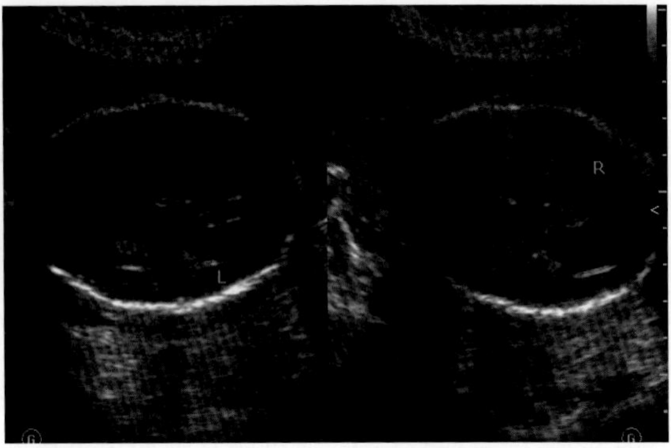

图 1-6-4　胎儿双侧侧脑室轻度扩张

7.4%。轻度侧脑室扩张合并其他结构异常发生染色体异常的概率为 1/12,不合并其他结构异常发生染色体异常的概率为 1/33。基因拷贝数变异(copy number variant, CNV)是胎儿神经系统发育异常的重要遗传因素。孤立性的胎儿轻度侧脑室扩张与致病性基因拷贝数变异(pathogenic copy number variation, pCNV)相关。建议行介入性产前诊断及胎儿核型和芯片检测,排除胎儿染色体异常。合并其他神经系统异常可考虑行 WES。

(3) 部分侧脑室轻度扩张胎儿同时存在母体巨细胞病毒或人类细小病毒 B19 感染,建议孕妇接受先天性感染指标的检查。

(4) 轻度侧脑室扩张极少有神经系统的发育异常。对于侧脑室宽度为 10～12 mm 者,胎儿伴有的神经系统发育迟缓普遍轻微。对于侧脑室宽度为 13～15 mm 者,据文献报道,新生儿的生存率为 80%～97%,正常神经发育的可能性为 75%～93%。孤立存在的轻度侧脑室扩张应该严格按照标准来测量侧脑室的大小,同时仔细检查胎儿颅脑结构以排除可能合并的畸形,超声动态随访观察。

(5)超声提示侧脑室轻度扩张合并颅内出血表现者,可进行抗血小板抗体检查,排除免疫性血小板减少引起的颅内出血。

四、胎儿脉络丛囊肿

脉络丛囊肿是指脉络丛内囊性结构(见图 1-6-5)。侧脑室、第三脑室、第四脑室内均有脉络丛。脉络丛囊肿可单发,亦可多发。

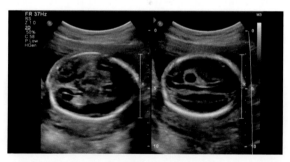

图 1-6-5　胎儿左侧脉络丛囊肿

脉络丛囊肿的产生可能源于脑脊液绒毛紊乱,随着孕周的增加,基质的减少,这些囊肿会逐渐自愈,所以95%的脉络丛囊肿会在中孕的后期消失。

临床处理及遗传咨询如下。

(1)研究指出,当脉络丛囊肿在低风险人群中单独出现时,胎儿发生18-三体风险增加的可能性极小,可以认为是一个正常的变异,但在高风险人群中脉络丛囊肿合并染色体异常的概率较高,此外母亲的年龄也会影响脉络丛囊肿胎儿发生18-三体的概率。脉络丛囊肿合并其他结构异常或者血清学筛查异常时,建议羊膜腔穿刺染色体检查。

(2)发现脉络丛囊肿提示应进行详细的胎儿结构筛查,尤其是手和脚,因为18-三体通常合并胎儿手或脚的姿势异常。

(3)在低风险人群中出现脉络丛囊肿,不增加妊娠的风险。胎儿脉络丛囊肿会随着孕周增加而消失,且不存在长期的影响(如智力迟缓、脑瘫、发育迟缓)。

(4)脉络丛囊肿也可见于正常胎儿,尤其是不合并其他畸形的情况。一般认为这种囊肿是生理变异,具有良好的妊娠结局。正常胎儿的脉络丛囊肿多数可自然消失,但也有囊肿消失较晚,甚至持续存在者。

五、胎儿颈项透明层增厚

颈项透明层(nuchal translucency, NT)是指胎

儿颈后皮下均会有积液形成颈后透明层,显示颈部皮下无回声带,位于皮肤高回声带与深部软组织高回声带之间(见图1-6-6)。NT增厚通常定义为测量值在第95百分位数以上。目前大部分临床研究中使用固定的切割值,如NT≥3 mm为异常标准(第99百分位数)。少部分机构采用NT≥2.5 mm为异常标准。临床处理及遗传咨询如下。

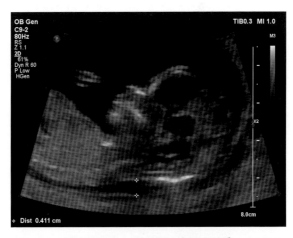

图1-6-6 胎儿颈项透明层增厚

(1) 染色体异常发生风险升高。大量研究证实,NT增厚与胎儿染色体异常风险增加有关,有文献报道,50%为21-三体,25%为18-三体或13-三体,10%为Turner综合征,5%为三倍体,10%为其他染色体疾病。孕早期超声发现NT增厚、颈部水囊瘤、水肿的胎儿,建议进一步行介入性穿刺、胎儿染色体核型分析及染色体微阵列(CMA)检查,以寻找胎儿染色体数目及结构异常。

(2) 遗传综合征发生风险升高。已有文献报道,NT增厚与一系列遗传综合征相关,如Noonan综合征、Smith-Lemli-Opitz综合征、脊髓性肌萎缩、Beckwith-Diamond综合征、Di George综合征、Pallister-Killian综合征、Apert综合征、Walker-Warburg综合征、Coffin-Siri综合征、Fryn综合征、Ritscher-Schinzel综合征,但这些综合征都是散发的,发生率较低。当孕中期超声检查发现胎儿颈部皮肤皱褶(nuchal fold, NF)增厚、囊状水瘤,并同时出现以下情况之一,如胎儿水肿、胸腔积液、心脏异常、羊水过多或特殊面容,则可以怀疑Noonan综合征。如果超声检查发现胎儿结构异常,建议进一步行针对性遗传学超声检查,尽可能收集胎儿超声表型,并全面收集家族史信息,为进一步遗传学检查缩小范围、寻找方向,以确认属于何种类型综合征,区分是遗传性还是新发突变。

(3) 胎儿发生感染的风险。即使母体存在感染,胎儿NT增厚也不一定提示有胎儿的感染,如TORCH,除非NT发展到孕中、晚期的颈部皮肤皱褶或全身水肿。但唯一报道的是人类细小病毒B19与胎儿NT增厚有关,该病毒感染常常影响胎儿心脏。当 NT 在孕 14～16 周不消退，或增厚持续到孕中期 20～22 周转为颈部皮肤皱褶、颈部水肿、全身水肿时，应进行感染筛查，如弓形虫、巨细胞病毒、人类细小病毒 B19 等。应每 4 周随访超声检查以确定水肿消退情况。

（4）建议尽早进行胎儿超声心动图检查，甚至可以在孕早期进行检查。如果孕早期检查正常，还需要在孕中期再次进行检查。如果胎儿同时出现 NT 增厚、三尖瓣反流以及静脉导管血流异常，则是胎儿先天性心脏病的一个强标记物。

（5）如果 NT 增厚，而胎儿染色体和孕中期超声筛查结果均正常，约 4% 的病例会发生不利妊娠结局，包括宫内死亡、未检出的心脏异常以及遗传综合征，这些风险并不高于正常孕妇人群。但 2016 年一篇来自芬兰的研究报道显示，对 NT 增厚但孕中期超声检查正常的婴儿追踪到生后平均 6.5 岁，大约有 7% 的病例存在健康问题（包括主要结构畸形、微小畸形、遗传病、神经系统发育缺陷等）。

六、胎儿颈部皮肤皱褶增厚

颈部皮肤皱褶（NF）增厚是指孕中期（15～24 周）超声测量胎儿颈部皮肤皱褶厚度超过 6 mm（见图 1-6-7）。有研究表明，胎儿 NF 增厚与 NT 增厚没有显著的相关性。临床处理及遗传咨询如下。

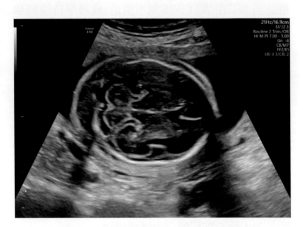

图 1-6-7 胎儿颈部皮肤皱褶增厚

（1）与胎儿染色体异常相关。多项研究表明，NF 增厚不仅与 21-三体的高风险相关，而且与其他染色体异常有关，包括致病性 CNV。染色体核型异常以 21-三体为主，其次为 13-三体和 X 单体。建议遗传咨询评估风险，根据情况进一步行无创 DNA 或介入产前诊断。

（2）可合并胎儿结构异常，如胎儿颈后淋巴水囊瘤、胎儿水肿、第四脑室闭塞综合征、侧脑室增宽、后颅窝池增宽、肾盂分离、胎儿心脏结构异常等。建议进行详细的胎儿结构筛查。

七、胎儿鼻骨缺如或鼻骨短

鼻骨发育异常包括鼻骨发育不全及鼻骨缺失，

指胎儿鼻部两侧上颌骨额突前方鼻骨强回声短小，形态异常或者缺失(见图1-6-8)。

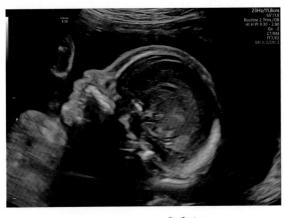

图1-6-8　胎儿鼻骨缺如

鼻骨发育不良定义方式并不统一，文献报道有以下几种：①长度低于正常同龄胎儿的第5百分位或第10百分位数；②孕中晚期鼻骨长度为0.25～0.35中位数倍数(multiple of median, MoM)；③鼻骨长度小于0.75 MoM。鼻骨缺失指胎儿鼻部两侧上颌骨额突前方鼻骨强回声缺失。

一般认为在11～13⁺⁶周观察鼻骨缺失较好，此时头臀长为45～84 mm。最理想的时间是孕11～12周。孕中期一般在孕15～22周测量鼻骨长度为宜，随着孕周的增长，鼻骨骨化趋于明显，回声增强，测量时对胎儿体位要求高。临床处理及遗传咨询如下。

（1）胎儿鼻骨并不是孕早期评估胎儿染色体异常风险的唯一标准。

（2）应该在完善孕早期筛查的其他项目（例如NT检查、早期血清学筛查等）之后，结合孕妇年龄、血清学检查结果，进行综合评估。高风险者应尽早完善介入性产前诊断以检查胎儿染色体。

（3）许多综合征都与鼻骨缺失或发育不全有关，特别是鼻骨缺失或发育不全合并胎儿其他结构异常的情形，如 craniofacial-deafness-hand 综合征、Waardenburg 综合征、Marshall 综合征、全前脑综合征。但这些综合征都是散发的，发生率极低。亦有报道单纯鼻骨缺失或鼻骨过短呈家族性发病。染色体检查无明显异常的鼻骨发育不良者建议完善全外显子组测序。

八、胎儿轻度肾盂扩张

胎儿肾盂前后径增大，但尚不能诊断肾积水时，则诊断为轻度肾盂扩张。轻度肾盂扩张的判断标准：孕中期为 4～7 mm，孕晚期为 7～9 mm（见图1-6-9）。妊娠中晚期发病率为 1‰～5‰，可表现为单侧肾盂扩张或双侧肾盂均扩张，单侧发病更常见，男胎发病率高于女胎，比例约 2.5∶1。

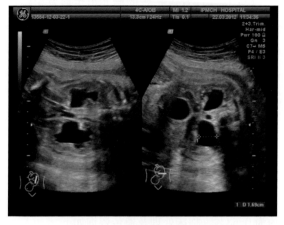

图 1-6-9　胎儿双肾盂扩张

临床处理及遗传咨询如下。

（1）应该对胎儿行系统超声筛查，伴有其他软指标异常或母亲高龄的胎儿，应考虑行介入性产前诊断以检查胎儿染色体。

（2）轻度肾盂扩张可以是肾积水或泌尿系统畸形（如双肾盂、肾盂输尿管连接处狭窄、膀胱输尿管反流等）的表现。约 90% 出现单纯轻度肾盂扩张的胎儿出生后肾盂扩张缓解或消失，并被诊断为一过性肾盂扩张，仅有约 6% 的胎儿被诊断有病理异常，包括肾发育不良、肾盂输尿管连接处狭窄、膀胱输尿管反流等。可结合胎儿 MRI 检查进一步评估。

（3）持续性肾盂扩张的胎儿出生后发生病理学改变的可能性大。对于孕 28 周前肾盂扩张≥6 mm 的胎儿,推荐在孕 30～40 周时复查。对于持续肾盂扩张的胎儿需进行产后随访。

九、单脐动脉

单脐动脉是指胎儿脐带内仅有一根脐动脉和一根脐静脉(见图 1-6-10)。其发生率为 0.3%～1%,在孕中期超声检查时约为 0.5%,在新生儿中约为 0.63%。临床处理及遗传咨询如下。

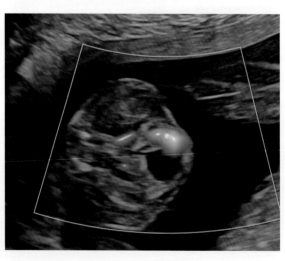

图 1-6-10 单脐动脉

膀胱横断水平仅显示一条脐动脉

（1）依据是否合并其他畸形和（或）染色体核型异常，可分为孤立性单脐动脉（isolated single umbilical artery, iSUA）和非孤立性单脐动脉（non-isolated single umbilical artery, niSUA）；其中，孤立性单脐动脉占60%～80%。孤立性单脐动脉与分娩孕周、颈后皱褶厚度、胎盘重量、妊娠期高血压、子痫前期无关，但会导致一些妊娠并发症的风险增加，如小于胎龄儿（small for gestational age infant, SGA）、羊水过多或过少、妊娠期糖尿病、围生期死亡等。

（2）单脐动脉中大约30%合并其他畸形，因此当发现单脐动脉时，需要进行详细的超声检查以排除其他结构畸形。

（3）孤立性单脐动脉并不意味着不良的临床预后和长期预后。对于非孤立性的单脐动脉，其预后与胎儿畸形的类型、染色体是否存在异常相关。

（4）非孤立性单脐动脉中大约10%合并非整倍体，因此，建议在单脐动脉合并其他异常或宫内生长受限（intrauterine growth restriction, IUGR）时，进行胎儿染色体检查。目前尚缺乏科学的依据表明孤立性单脐动脉与非整倍体相关。目前认为，孤立性单脐动脉不增加非整倍体染色体异常的风险，不是介入性产前诊断的指征，但是当合并其他畸形或IUGR时，应当进行羊膜腔穿刺细胞学检查。

（5）目前大部分研究认为孤立性单脐动脉导致 SGA 或低出生体重儿的概率明显增加，因此，当发现孤立性单脐动脉时，需要密切监测胎儿生长。

十、持续性右脐静脉

持续性右脐静脉（persistent right umbilical vein, PRUV）是指本应该退化消失的右脐静脉没有退化，而不应该退化消失的左脐静脉却退化了，故又称永久性右脐静脉（见图 1-6-11）。

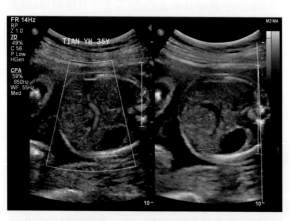

图 1-6-11　持续性右脐静脉

脐静脉入肝脏后向左走行

超声诊断胎儿 PRUV 主要根据脐静脉、胆囊、胃三者的关系及脐静脉汇入门静脉的部位。根据右脐静脉引流血液途径的不同,分为肝内型和肝外型。①肝内型右脐静脉与门静脉相连通,血液自静脉导管导入下腔静脉;②肝外型右脐静脉并不与门静脉相通,经肝旁汇入髂静脉、下腔静脉或直接汇入右心房。

有研究表明,PRUV 总体患病率为 0.13%,即每 166 548 人中有 212 人患病,其中 76.3% 为孤立性 PRUV。临床处理和遗传咨询如下。

(1) PRUV 的分型与胎儿发育异常的关系比较密切,不同分型的临床意义不同:肝内型 PRUV 若不合并其他畸形,则称为孤立性 PRUV,这是一种解剖结构变异,预后良好;而当发现合并畸形,预后视合并畸形而定。肝外型 PRUV 易出现静脉导管缺失,胎儿血液循环途径及血流动力学异常,本身是一种解剖结构的异常,往往伴有胎儿畸形。

(2) 研究表明,肝内型 PRUV 发生率为 1∶770,全部病例核型正常。其中孤立性 PRUV 占 82.1%,而 17.9% 合并畸形;最常见的畸形是泌尿生殖系统(7.1%),其次是单脐动脉(3.6%)和心脏畸形(3.6%);合并多发畸形中常见心脏畸形、泌尿系统畸形以及神经系统畸形。由此认为,若发现肝内型 PRUV,合并其他畸形的发生率增加,尤其是泌尿系统畸形和心脏畸形。

(3) PRUV 可合并染色体异常,常见为 21 -三体、18-三体,但发生率较低。

(4) 孤立性 PRUV 不伴其他结构畸形者预后较好,出生后不需特殊处理。伴有其他结构畸形者的预后取决于伴发畸形的严重程度,建议行胎儿系统超声检查,排除泌尿系统畸形和心脏畸形等多种畸形同时存在的可能;必要时行胎儿染色体检查,并结合畸形严重程度及染色体检查结果,合理选择妊娠结局。

—— 第七节 ——
对常见胎儿超声结构异常的遗传咨询

一、神经系统

1. 胎儿室管膜下囊肿

室管膜下囊肿是指发生在尾状核头部与丘脑交界处、侧脑室前角旁的室管膜下区域即胚胎生发层基质的囊肿,是一种少见的脑部良性囊肿(见图1-7-1)。由于其囊壁上缺乏上皮细胞,实则为假性囊肿。

国外文献报道室管膜下囊肿的发生率为2.6%~5.0%,国内报道室管膜下囊肿的发生率在正常新生儿中为8.2%,在疾病新生儿中为20.5%。临床处理及遗传咨询如下。

(1) 母体妊娠期间发生感染或其他疾病、母体

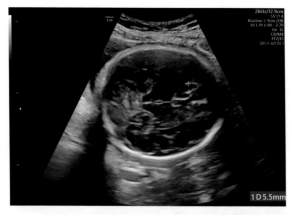

图 1-7-1　胎儿室管膜下囊肿(测量键处)

有不良孕产史、胎儿患有其他疾病等是室管膜下囊肿发生的危险因素。

(2)根据室管膜下囊肿的超声表现分布与侧脑室的位置关系,可分为三型:前角型、体旁型及后角型。

(3)若室管膜下囊肿单独存在,多会自行消失,预后良好;如果伴有脑内或其他形态学畸形,则预后较差。

(4)如囊肿较大,出现神经功能障碍或脑积水时,应进行手术治疗。

(5)孕期定期检查随访,新生儿进一步检查随访。

2. 胎儿蛛网膜囊肿

颅内蛛网膜囊肿指蛛网膜发育异常所形成的

包裹脑脊液样无色清亮液体的囊性病变,这是一种良性占位性病变(见图1-7-2)。约占颅内占位性病变的1%,在新生儿中的发病率为0.16%。临床处理及遗传咨询如下。

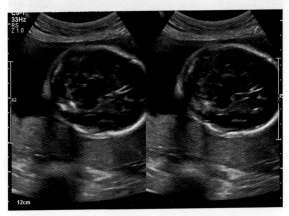

A

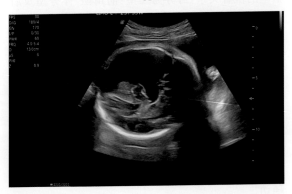

B

图1-7-2 蛛网膜囊肿

A.24周超声示蛛网膜囊肿;B.36周超声示囊肿明显增大

（1）其中原发性蛛网膜囊肿较常见,此种囊肿内充满脑脊液样液体,通常不与蛛网膜下腔相通。而继发性蛛网膜囊肿则相对少见,此种囊肿常与蛛网膜下腔相通,多与外伤、出血及感染有关。

（2）蛛网膜囊肿较大时使脑组织受压,可继发脑积水,也可合并其他畸形出现。有些病例中,囊肿随着孕周的增长而增大,也可随着孕周的增长而减小甚至消失。

（3）伴有任何脑内其他结构畸形(脑积水、胼胝体发育不良等)者预后不良。随着孕周的增大,如病灶逐渐增大,发展成梗阻性脑积水的可能性较大,预后不良。

（4）蛛网膜囊肿合并其他畸形者应行染色体检查,对同时合并染色体异常者应终止妊娠。对于单纯的小的蛛网膜囊肿,也应定期随访观察,如无增大或其他异常出现,预后良好,则可继续妊娠至分娩。

3. 胎儿脑积水

胎儿脑积水是指在产前即发生并获得诊断的脑积水,其包括原发性和继发性脑积水(见图1-7-3)。先天性脑积水与原发性脑积水是同义词,但严格来说先天性脑积水还包括胎儿期发生的继发性脑积水。

胎儿脑积水可分为四类:交通性脑积水、梗阻

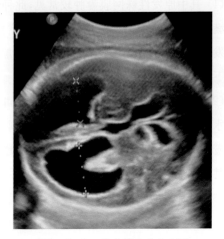

图 1-7-3　胎儿脑积水(双侧)

性伴有大部分交通性脑积水、梗阻性伴有暂时性交通性脑积水、单纯梗阻性脑积水。临床处理及遗传咨询如下。

（1）脑积水是宫内胎儿最常见的中枢神经结构异常，通过测量侧脑室房部横径，可将侧脑室扩张分为不同程度：轻度（10～12 mm）、中度（13～14 mm）和重度（≥15 mm）。建议 4 周至少复查 1 次头颅 MRI，观察胎儿侧脑室扩张的进展情况。侧脑室扩张大于 15 mm 考虑脑积水诊断。

（2）胎儿超声及胎儿 MRI 检查可以帮助早期发现脑积水，染色体核型分析、染色体微阵列分析、基因检测、TORCH 检查可协助明确病因。

（3）脑积水的治疗目标是通过分流手术使脑积水从进展性病理状态转变为静止状态。脑积水的治疗应根据病因、发病年龄等因素采取个体化治疗方案。婴儿因其解剖生理特点，选择治疗方案时应与成人有所区别。胎儿脑积水首选的方法还是脑室-腹腔分流术（ventriculo-peritoneal shunt，VPS）。在VPS术前可行脑室储液囊放液等治疗方法暂时过渡。

（4）研究发现阴道分娩会增加胎儿额外的脊髓损伤，宫缩前即进行剖宫产，较阴道分娩和发生宫缩后再剖宫产更有利于胎儿的运动功能发育。因此，建议脑膨出、颅内出血的胎儿以及脑积水、头围较大头盆不称的胎儿在宫缩以前进行剖宫产。

4. 胎儿脊柱裂

神经管缺陷是常见的先天性畸形之一，其中颅裂和脊柱裂占所有类型的95％。先天性脊柱裂是最常见的神经管畸形，其主要特征是两侧椎弓未能融合在一起，伴或不伴有脊髓腔内容物、脊膜的疝出或向外露出（见图1-7-4）。临床处理及遗传咨询如下。

（1）根据解剖学特点，脊柱裂分为显性脊柱裂和隐性脊柱裂，前者有椎管内容物的膨出（也称囊性脊柱裂），后者则没有。这种分类方法直观明了，长期以来已形成共识。

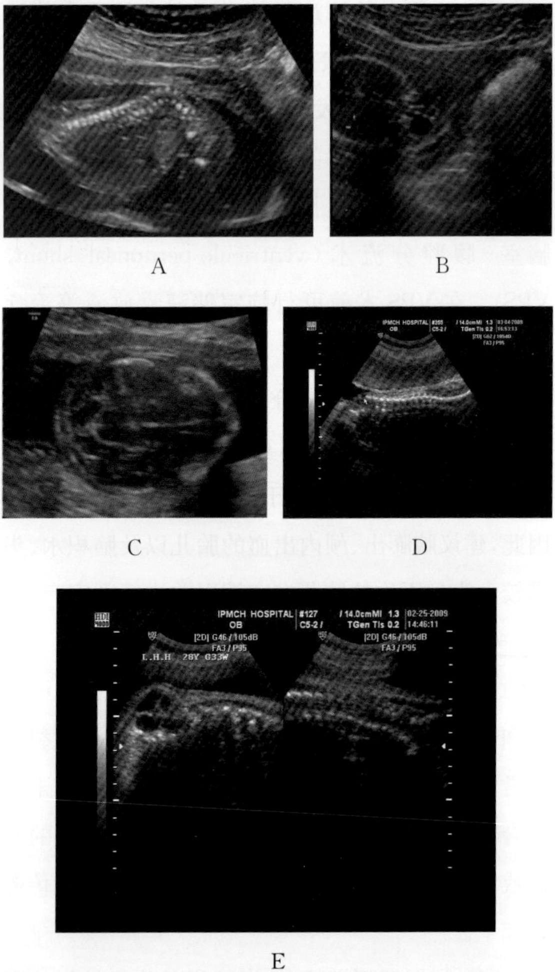

图 1-7-4　胎儿脊柱裂

A. 矢状切面脊柱异常后凸、成角；B. 横切面见脊膜脊髓膨出形成的包块；C. 头部改变呈"柠檬头""香蕉小脑"，后颅窝消失；D. 矢状切面脊椎连续中断；E. 旁矢状切面见混合性包块膨出

（2）早期诊断对于先天性脊柱裂的治疗极其重要。随着产前诊断技术的发展，通过超声、羊水甲胎蛋白（alpha-fetoprotein，AFP）和母体血清AFP 等检查方法诊断脊柱裂的准确率逐渐提高，但是对一些无包块的闭合性脊柱裂仍存在较高的漏诊率。一旦通过以上检查怀疑胎儿存在脊柱裂，应该立即行 MRI 检查。MRI 检查对胎儿神经管畸形的诊断准确率明显高于 B 超，可以全面观察脊柱裂的形态及脊髓的病变情况。

（3）随着胎儿手术技术的发展，对有神经组织直接外露、脑脊液外渗的脊髓脊膜膨出可选择宫内手术治疗。对胎儿的早期手术可阻止脊髓损伤的进展，改善出生时的脊髓功能，同时能够防止脑脊液渗漏与小脑扁桃体下疝的加重，但是宫内治疗增加了羊水过少的风险，导致子宫提前收缩，进而出现分娩提前以及新生儿体重较轻等问题，甚至有可能增加胎儿死亡和母体子宫破裂的风险。有研究发现，胎儿镜手术治疗先天性脊柱裂可以减少这些风险的发生。

5. 无脑儿

无脑儿是神经管畸形的一种，是由于在胚胎发育期间，受到遗传和环境中诸多因素的影响，导致神经管闭合不全，从而形成无脑畸形（见图 1-7-5）。临床处理及遗传咨询如下。

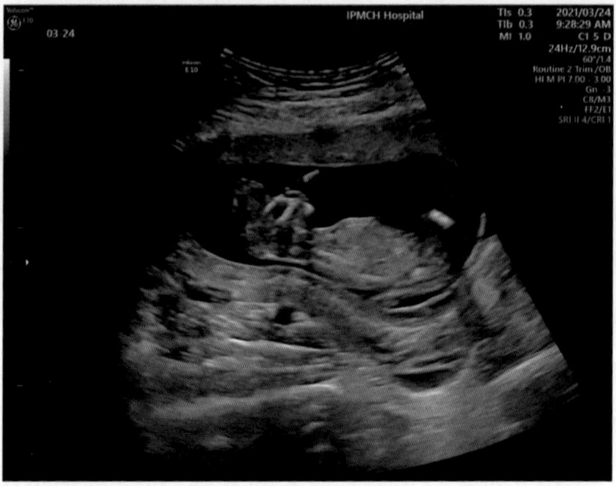

图 1-7-5 无脑儿

颅骨环未显示,脑组织裸露于羊水中

（1）胎儿主要表现为脑组织缺失或部分脑组织外露,颅盖骨缺失及眼球突出,口半张的青蛙样面容,可伴有不同程度的脊柱裂。

（2）根据临床表现,无脑儿可分为以下 3 个类型。①完全性无脑畸形:完全没有脑组织,颅骨缺失较大可到达枕骨大孔;②不完全性无脑畸形:有少量脑组织,颅骨缺失相对较少,缺失范围在枕骨大孔以上;③颅脊柱裂畸形:完全没有脑组织,同时伴有开放性脊柱裂。

（3）无脑儿预后极差,一般在出生后几小时死亡,因此一经诊断应终止妊娠。建议在孕前 12 周至孕后 12 周每日补充叶酸进行预防。有无脑儿生育史者,再次生育时出现无脑儿的风险为 2%～4%,应在医生的指导下进行备孕。

二、颜面部

1. 胎儿唇腭裂

唇腭裂是较常见的颜面部畸形(见图 1-7-6),发生率为 0.2%,中国为 0.14%。其中,单纯性唇裂占 25%,唇裂伴腭裂占 50%,单纯性腭裂占 25%。唇腭裂多见于男性,男、女患儿的发生比例约为 2∶1,而单纯性腭裂则多见于女性。临床处理及遗传咨询如下。

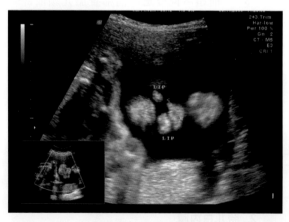

图 1-7-6 胎儿唇裂

(1) 对于胎儿唇腭裂的病因迄今尚未阐明,目前多认为该病是遗传与环境因素共同作用所致,流行病学分析多认为环境因素为主要因素。吸烟可导致唇腭裂发病风险增加约 20%，与双侧唇腭裂发生率存在强相关性。研究结果亦发现，妊娠时夫妻高龄亦可增加后代罹患唇腭裂的风险，而单纯性腭裂发病风险只与妊娠时男方高龄有关。

（2）1%～2%的唇腭裂患者存在染色体异常，包括染色体重排、缺失、重复，以及三倍体（18-三倍体、21-三倍体、13-三倍体）等。约 9%的唇腭裂患者存在基因变异，涉及 400 多种基因。建议介入性产前诊断进行胎儿核型及芯片检测，必要时进行 trio 全外显子组测序。

（3）产前超声检查是产前筛查胎儿颜面部畸形的首选方法。建议进行详细的超声畸形筛查。MRI 检查是对超声筛查胎儿颜面部畸形准确性不足的有效补充检查手段。

（4）MRI 诊断胎儿唇腭裂的准确率为 91%，孕中期是 MRI 筛查胎儿颜面部畸形的最佳时间。

（5）目前，大多数国家手术治疗唇裂或前腭裂的时间为患儿出生后 2～3 个月，手术治疗软腭裂的时间为患儿出生后 4～12 个月。

2. 胎儿白内障

医学上将出生时或出生后第一年发生的晶状体部分或全部混浊称为先天性白内障（见图 1-7-7），其发病率在新生儿中为 0.01%～0.06%。临床处理及遗传咨询如下。

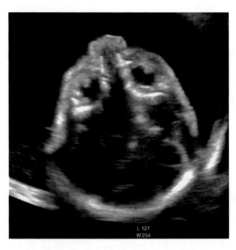

图 1-7-7　胎儿先天性白内障

晶状体呈强回声，而正常胎儿晶状体呈环状无回声

（1）先天性白内障的病因复杂，有环境因素（非遗传因素）和遗传因素两大类。遗传性的先天性白内障约占 1/3，其因素包括常染色体显性遗传、常染色体隐性遗传和性连锁遗传。非遗传性的先天性白内障是在胚胎发育过程中由局部或全身障碍引起的晶状体混浊。可能因素包括：孕期胎儿宫内病毒感染，如孕早期感染风疹病毒；代谢障碍，如母体妊娠期糖尿病、甲状腺功能亢进、贫血、低钙、低维生素 A、晚期缺氧等；新生儿代谢紊乱，如低血糖、甲状旁腺功能低、半乳糖血症等；理化因

素,如出生后因各种危重疾病长时间吸入高压氧、接触射线等。

(2)产前超声是诊断胎儿先天性白内障的唯一影像学检查手段,可对胎儿期白内障进行筛查。胎儿先天性白内障的超声特征包括晶状体完全呈强回声、晶状体表现为双环征和晶状体中央出现强回声。

(3)到目前为止已发现40多种致病基因和上百个突变位点与先天性白内障有关。如常染色体显性遗传型全白内障基因定位于16q22.1q22.3,核性白内障染色体基因定位于2q33q35,前极性白内障基因定位于14q24qter,常染色体隐性遗传GALT基因定位于9p13,X性连锁遗传NHS基因定位于Xp22.13等。已知的先天性白内障并不一定由已知致病基因或突变导致,可能由未知致病基因异常导致或已知致病基因的未知突变导致。先天性白内障具有高度的遗传异质性。任何与晶状体发育和分化有关的基因突变都可形成先天性白内障,表现型相同的先天性白内障可由不同致病基因或同一基因的不同突变点造成,而相同基因的同一突变可能形成不同的表型。目前基因型和表现型的关系尚不明确。

(4)先天性白内障胎儿出生若及时进行治疗,则预后相对较好。

三、呼吸系统

1. 胎儿肺囊腺瘤

先天性肺囊腺瘤（congenital cystic adenomatoid malformation, CCAM）是先天性肺气道畸形中最常见的肺畸形。其病理特点是细支气管过度生长的错构瘤样病变（见图 1-7-8）。产前胎儿超声是

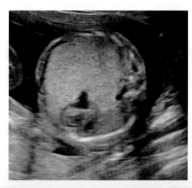

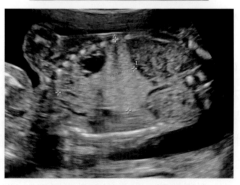

图 1-7-8　胎儿肺囊腺瘤

右肺内高回声区，心脏被动左移

早期诊断的主要方式，母体 MRI 检查也是重要的诊断方法。建议排除胎儿染色体异常。手术为产后患儿首选治疗方式，通常能够获得较好的预后。临床处理及遗传咨询如下。

（1）目前大多数 CCAM 均可在孕 18～22 周确诊。超声检查可以明确肿块的部位、大小、内部回声，还可以通过多普勒分析明确肿块的滋养血管来源，与隔离肺进行鉴别。国内相关研究表明，胎儿肺头比（congenital cystic adenomatoid malformation volume ratio, CVR）、病变部位血供来源、胎肺及纵隔受压情况、胎儿水肿已成为产前超声评估胎儿情况的重要指标。

（2）MRI 在胎儿产前诊断中的应用越来越广泛，具有较高的软组织分辨率，还能够进行多平面成像。对于妊娠中晚期的患者，MRI 对小囊型 CCAM 更具有诊断价值。

（3）目前多根据 CVR 的预测值对胎儿实施干预，CVR 是 CCAM 病灶体积与胎儿头围的比值，其计算公式为：长×宽×高×0.523/头围。CVR 可以预测胎儿水肿的发生风险，CVR>1.6 者，胎儿水肿风险增加；CVR≤1.6 者，胎儿水肿风险低于 3%。对于 CVR>1.6 的胎儿，需要进行干预。

（4）激素治疗。①类固醇激素可抑制 CCAM 生长，甚至使肿物缩小，从而缓解肿物对心脏的直接压迫，减缓因压迫造成的静脉回流障碍，胎儿水肿得到缓解，提升胎儿存活率；②类固醇激素可以与肺泡细胞的糖皮质激素受体结合，产生多种蛋白因子，作用于Ⅱ型肺泡细胞，增加肺泡表面活性物质的含量。CCAM胎儿产前应用类固醇激素治疗可明显改善CVR值的大小，减少胎儿水肿的发生。

（5）羊膜腔分流。宫内手术治疗的目的主要在于控制胎儿组织器官病理改变的继续发展，改善其功能，为胎儿发育成熟赢得时间，创造条件。如果孕周<32周，病变为大囊性有优势囊肿，有胎儿水肿以及胎儿心脏高输出量风险的证据，无其他致命性畸形及染色体异常，母体无明显禁忌，则可以考虑行胸腔羊膜腔分流，让正常肺组织代偿发育，待后期再行手术治疗。

（6）CCAM的预后情况与分型有关。Ⅰ型病变总体预后良好；在Ⅱ型病变中，决定预后的是其他相关异常（如肾、消化系统、神经系统畸形等）；Ⅲ型病变的预后较差，因为它们通常较大且表现为心血管损害。双侧肺受累与胎儿水肿和相关的先天异常有关，提示预后不良。同时，影响患者预后的因素还包括病灶大小，CVR作为评估患者病灶大小情况的有效比值，已成为预测预后的一项有效指标。

2. 胎儿隔离肺

胎儿隔离肺(bronchopulmonary sequestration, BPS)是接受体循环血液供应的无功能的肺组织团块,由胚胎前原肠额外发育的气管和支气管肺芽形成,其不与气管相通(见图1-7-9)。根据解剖结构,即有无独立的脏层与正常肺组织分开,可将隔离

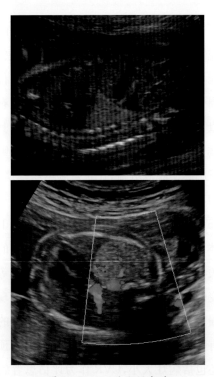

图1-7-9　胎儿隔离肺

左侧胸腔底部见高回声区,边界清,呈三角形,血供源于降主动脉

肺分为叶外型(extralobar pulmonary sequestration, ELS)和叶内型(intralobar pulmonary sequestration, ILS),这两种类型的动脉血供均来自胸主动脉或腹主动脉而非肺动脉。临床处理及遗传咨询如下。

(1)多普勒超声:妊娠18周左右时可通过产前超声诊断胎儿是否患有BPS。产前胎儿彩超声像图上,BPS组织以5 cm以下者居多。胎儿肺内异常病灶以CCAM最难以与BPS相区分。CCAM除Ⅰ型外的二维声像图表现均与BPS相似,而彩色多普勒血流显像可显示病变部位的血供来源,通过此手段即可在产前做出明确诊断。血供如果来自肺动脉则为CCAM,如果来自胸主动脉或腹主动脉则应考虑为BPS。

(2)磁共振成像(MRI):MRI的高解剖分辨率可用于提高确诊率。若超声鉴别困难,可用MRI进行检查。

(3)建议排除胎儿染色体异常。

(4)胎儿确诊BPS后应严密动态观察,根据肿块生长速度及胎儿是否出现水肿指导宫内治疗。最新研究表明,供血动脉直径和左室心肌功能指数,可作为预测BPS胎儿是否应在幼儿早期或保守治疗时进行手术治疗的附加指标。对于BPS并发胸腔积液的胎儿,多采用产前治疗。在BPS新生儿的治疗上,目前手术为首选治疗措施。

（5）绝大多数患有 BPS 的胎儿预后良好,其中约 40% 的胎儿病灶自发缩小或消失,围产期病死率仅为 5%。

四、循环系统

1. 胎儿心脏室间隔缺损

室间隔缺损指室间隔在胚胎时期发育不全,形成异常交通,在心室水平产生左向右分流,是胎儿最常见的先天性心血管畸形(见图 1-7-10 和图 1-7-11)。临床处理及遗传咨询如下。

（1）由于室间隔缺损经常合并其他心脏结构畸形,或合并其他器官结构异常,故建议详细畸形筛查及胎儿心脏超声检查。

（2）由于室间隔缺损容易合并染色体异常,尤其是复杂型室间隔缺损,应建议介入性产前诊断及胎儿核型和芯片检测,必要时医生根据胎儿情况酌情考虑是否进行全外显子组测序。

（3）对于出现室间隔缺损的胎儿,建议在孕晚期再次复查胎儿心超,以观察其是否已自行愈合或恶化。

（4）胎儿室间隔缺损的预后。合并染色体异常、染色体微缺失/微重复综合征或单基因病的室间隔缺损胎儿预后不良,可能合并发育迟缓或智力低下等表型。合并其他心脏或大血管异常的室间

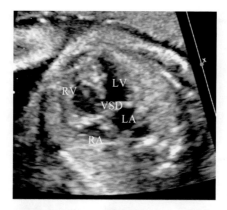

A

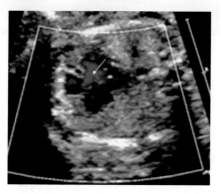

B

图1-7-10　胎儿膜周部室间隔缺损

A.二维超声显示胎儿膜周室间隔缺损;B.同一剖视面观彩色多普勒血流图。VSD.室间隔缺损;LA.左心房;RA.右心房;LV.左心室;RV.右心室

隔缺损,如法洛四联症,多数在出生后需手术治疗。单纯型室间隔缺损,尤其是单纯肌部缺损,有自行愈合的可能,预后良好。

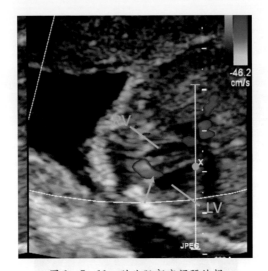

图 1 - 7 - 11　胎儿肌部室间隔缺损

箭头所指为肌部室间隔的穿隔血流

2. 胎儿法洛四联症

法洛四联症是最常见的发绀型先天性心脏病，占所有先天性心脏病患儿的 10%～15%。该疾病通常由 4 个病变组成：肺动脉狭窄、室间隔缺损、主动脉骑跨和右心室肥厚（见图 1 - 7 - 12）。胎儿时期法洛四联症的血流动力学与婴幼儿期不同，故多无右心室肥厚。临床处理及遗传咨询如下。

（1）产前超声可以检测到约 90% 的法洛四联症，故当畸形筛查提示可疑法洛四联症时，应建议详细观察胎儿心脏超声图像，从四腔心、左右流出道及三血管平面详细观察胎儿心血管结构。

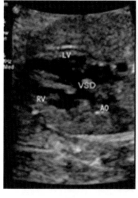 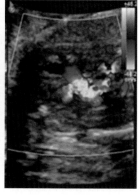

A B

图 1-7-12　胎儿法洛四联症

A. 二维超声示室间隔缺损、主动脉骑跨室间隔之上；B. 同一剖视面观彩色多普勒显示左右心室血流一起汇入骑跨的主动脉内。LV. 左心室；RV. 右心室；AO. 主动脉；VSD. 室间隔缺损

（2）由于部分法洛四联症可能与胎儿染色体异常、染色体微缺失/微重复综合征及单基因病相关，故发现胎儿出现法洛四联症时，应建议介入性产前诊断，进行胎儿染色体核型分析和芯片检测，必要时进行 trio 全外显子组测序。

（3）建议多学科会诊（产科＋产前诊断＋小儿心脏外科＋遗传等），为孕妇及家属提供全面的临床咨询及胎儿预后评估。

（4）法洛四联症属于复杂先天性心脏病，需在婴儿出生后进行手术矫正。大多数法洛四联症患者可以在出生后 3～6 个月内进行手术治疗,急性缺氧发作的患者需在新生儿期进行手术。

(5) 根据国外文献报道,法洛四联症患者围手术期死亡率低于 3%。手术效果取决于术前肺动脉瓣和肺动脉情况、经右心室-肺动脉压差和氧饱和度等。部分患者需再次手术或导管再干预治疗。

(6) 合并染色体异常、基因病或其他器官结构异常的法洛四联症预后不良。

3. 胎儿右室双出口

胎儿右室双出口是一种复杂的圆锥动脉干畸形,变异类型多样。其定义为:一条大动脉的全部和另一大动脉开口的大部分(>50%)起源于形态右心室,主动脉瓣与二尖瓣之间可存在纤维连接或没有纤维连接(见图 1 - 7 - 13)。临床处理及遗传咨询如下。

(1) 由于右心室双出口可能合并其他胎儿结构异常,应建议进行详细胎儿结构筛查及胎儿心脏超声检查,排除胎儿其他结构异常。

(2) 由于右心室双出口与胎儿染色体异常可能存在相关性,应建议介入产前诊断,进行胎儿染色体核型分析及芯片检测,必要时进行 trio 全外显子组测序排除单基因病。

(3) 建议进行多学科会诊,联合产科、产前诊

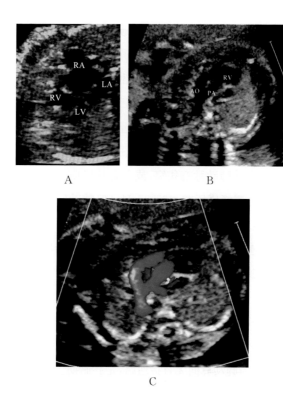

图 1-7-13　胎儿右室双出口

A. 右心室明显大于左心室；B. 主动脉和肺动脉同时发自右心室；C. 同一剖视面观右心室血流同时流向主动脉和肺动脉。LA. 左心房；RA. 右心房；LV. 左心室；RV. 右心室；AO. 主动脉；PA. 肺动脉

断中心、小儿心脏外科、影像科及遗传科等多个科室，对孕妇及家属提供全面咨询和胎儿预后评估。

（4）右心室双出口分型复杂，不同分型预后差异较大，室间隔缺损型、法洛四联症型、大动脉转位型多数预后良好，而室间隔缺损远离型预后稍差。①室间隔缺损型：因患儿早期可出现心力衰竭、肺炎等症状，6个月龄以上可能出现阻力型肺高压，建议在新生儿期或者婴儿早期手术；②法洛四联症型：可在3个月龄以上行双心室矫治手术，发绀严重的患者可先行体肺动脉分流手术；③大动脉转位型：不合并肺动脉瓣狭窄，或者合并轻度肺动脉瓣狭窄(跨瓣峰值压差<35 mmHg)但肺动脉瓣功能良好的患者建议在6个月龄前尽早行双心室矫治手术；④室间隔缺损远离型建议在6个月龄以上行双心室矫治手术。

4. 胎儿肺动脉狭窄/闭锁

肺动脉狭窄指右室流出道、肺动脉瓣、主肺动脉及其分支的先天性狭窄病变。肺动脉闭锁是指右心室与肺动脉间无直接通路，是胚胎期主肺动脉未能与肺动脉连接造成的(见图1-7-14)。根据是否伴有室间隔缺损，分为室间隔完整型肺动脉闭锁和室间隔缺损型肺动脉闭锁，后者较多见。临床处理及遗传咨询如下。

(1) 建议进行全面详细的胎儿畸形筛查和胎儿心脏超声检查。

(2) 由于肺动脉狭窄/闭锁可能与染色体异常相关，尤其当室间隔缺损型肺动脉闭锁伴右位主动脉弓或胸腺发育不良时，提示22q11.2缺失可能性

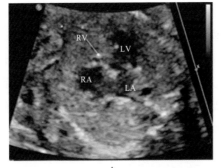

A

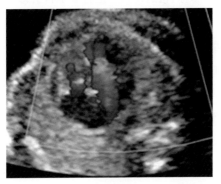

B

图 1-7-14　胎儿肺动脉闭锁伴室间隔完整
四腔心切面观

A. 左、右心室不对称,右心室明显小于左心室,呈右心发育不
良;B. 同一剖视面观彩色多普勒显示仅见少许血流入右心室。
LA. 左心房;RA. 右心房;LV. 左心室;RV. 右心室

大,亦可能存在其他染色体异常或单基因病,故应
建议介入产前诊断,进行胎儿染色体核型分析及芯
片检测,必要时进行 trio 全外显子组测序。

(3) 肺动脉狭窄/闭锁的临床表型变异较大,

出生后需手术矫正。国内外普遍认为室间隔缺损型肺动脉闭锁患儿接受首次手术的年龄应在 1 岁以内,甚至是新生儿时期。这是由于在患儿出生后早期(尤其是 1 岁以内),建立正常的肺动脉前向血流可极大地促进肺泡数目增加和肺部毛细血管横截面积增大,使其肺部能够更好地发挥氧合作用。

(4)应建议联合产科、产前诊断中心、小儿心脏外科、影像科、遗传科等进行多学科会诊,给孕妇及家属全面的咨询及预后评估。室间隔完整的严重肺动脉狭窄/闭锁可能导致右心室发育不良,出生后的手术方式可分为一期根治术和分期手术,具体术式的选择需小儿心脏外科医师根据患儿具体情况评估后决定。

5. 胎儿肺静脉异位引流

肺静脉异位引流,根据异常连接的肺静脉数量,可将其分为完全型和部分型,前者占 30%～40%,后者占 60%～70%。完全型肺静脉异位引流是指所有肺静脉不直接汇入左心房,而与右心房或体静脉系统连接的一种先天性畸形。部分型肺静脉异位引流是指 4 支肺静脉中 1～3 支未与左心房直接连接,而与右心房或体静脉相连的一种先天性畸形(见图 1-7-15)。

临床处理及遗传咨询如下。

(1)可疑胎儿肺静脉异位引流时,需进行详细

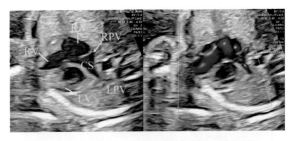

图 1 - 7 - 15 胎儿肺静脉异位引流（心内型）

异位的肺静脉汇合成共腔后通过增宽的冠状静脉窦回流至右心房。RA. 右心房；LV. 左心室；RV. 右心室；LPV. 左侧肺静脉；RPV. 右侧肺静脉；CS. 冠状静脉窦

的胎儿心脏超声检查，观察肺静脉走向。

（2）建议进行介入产前诊断排除胎儿染色体异常。

（3）建议多学科会诊，小儿心脏外科、产科、产前诊断中心等联合咨询。肺静脉异位引流需在患儿出生后进行手术矫正。

（4）完全型肺静脉异位引流可分为心上型、心内型、心下型及混合型，临床表型变异复杂，术中手术方式的选择须基于解剖结构变异和可能伴随的先天性心脏缺陷，临床医师应根据患儿情况制订个体化手术方案。

6. 胎儿主动脉弓离断

主动脉弓离断指升主动脉和降主动脉分离，降主动脉的血流供应主要依靠主肺动脉向动脉导管分流（见图 1 - 7 - 16）。临床处理及遗传咨询如下。

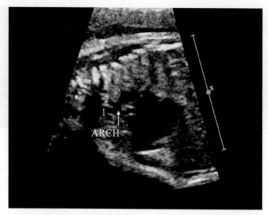

A

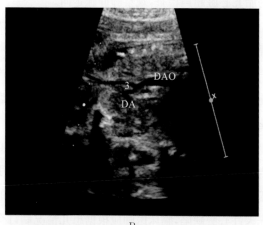

B

图 1-7-16　胎儿主动脉弓离断(B型)

A. 离断在左颈总动脉与左锁骨下动脉之间,正常主动脉弓"拐杖"状弯曲改变消失,主动脉弓纵切面显示主动脉陡直,呈向头部上翘趋势;B. 降主动脉依靠主肺动脉向动脉导管分流。1. 头臂干;2. 左颈总动脉;3. 左锁骨下动脉;ARCH. 主动脉弓;DA. 动脉导管;DAO. 降主动脉

（1）由于主动脉弓离断经常合并其他心脏结构畸形，故应建议详细胎儿心脏超声。

（2）由于主动脉弓离断与染色体异常或基因组异常存在密切相关性，故应建议进行介入产前诊断、胎儿染色体核型分析及芯片检测，必要时进行 trio 全外显子组测序。

（3）建议产科、产前诊断及小儿心脏外科多学科会诊，该疾病需患儿出生后再手术矫正，手术方式分为根治手术及分期手术，需心脏外科医师根据患儿具体情况制订个性化手术方案。

五、消化系统

1. 胎儿食管闭锁

胎儿食管闭锁是一种复杂的先天畸形，指食管连续性中断，可合并食管气管瘘。每 10 000 人中有 2.5 例，存活率为 91%～98%。其发生可能与遗传、炎症或血管发育不良等有关，具体病因不详。临床处理及遗传咨询如下。

（1）由于食管闭锁常合并心血管系统及其他系统发育异常，因此怀疑食管闭锁时建议进行详细的畸形筛查、心脏超声及 MRI 检查，以排除胎儿心脏及其他系统异常。

（2）由于食管闭锁可能与染色体异常相关，建议行介入性产前诊断、胎儿染色体核型分析和芯片检测,必要时医生可根据胎儿情况酌情考虑是否进行全外显子组测序。如行介入性产前检查,可同时行羊水分析,通过监测羊水中甲胎蛋白(AFP)和 γ-谷氨酰转移酶(γ-glutamyl transferase, GGT)含量,计算食管闭锁指数。食管闭锁指数 = AFP(MoM)×GGT(MoM),数值≥3 提示高度食管闭锁。

(3) 食管闭锁的产前诊断率为 24%~32%,超声检出率不高,建议动态随访 B 超。

(4) 食管闭锁一般不影响胎儿生长发育,但合并其他系统发育异常的胎儿预后差,合并羊水过多增加早产风险。出生后手术是唯一的治疗方法,根据文献报道,无严重畸形的食管闭锁存活率高于 90%。

2. 胎儿十二指肠闭锁

先天性十二指肠闭锁是一类因胚胎发育过程中肠管泡化不全所导致的肠管发育障碍性疾病(见图 1-7-17)。临床处理及遗传咨询如下。

(1) 一半以上的十二指肠闭锁胎儿合并其他结构异常,如消化道发育异常、心脏发育异常或内脏异位。十二指肠闭锁超声图像常表现为“双泡征”,同时大部分十二指肠闭锁胎儿合并羊水过多。

(2) 十二指肠闭锁中,约 1/3 表现为孤立的结构异常,约 1/3 合并其他结构异常,约 1/3 与染色

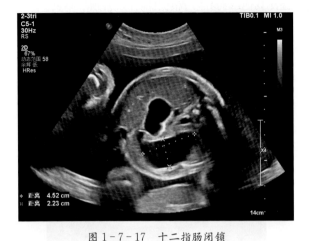

图 1-7-17　十二指肠闭锁

表现为"双泡征"；虚线所示为胃泡，其旁为扩张的十二指肠

体异常有关。染色体异常最常见的是 21-三体，在 21-三体患者中有 3‰～5‰ 发生十二指肠闭锁。十二指肠闭锁与 *ZIC3* 基因突变和 4q22.3 微缺失等也有一定相关性。

（3）由于十二指肠闭锁常合并其他结构异常，建议行详细的结构筛查，必要时行胎儿心脏超声检查。

（4）由于十二指肠闭锁常合并染色体异常，建议进行介入产前诊断、胎儿染色体核型分析和芯片检测，必要时进行全外显子测组序检查。

（5）预后：新生儿延迟开奶，尽快转诊儿科相关科室进行手术。孤立性十二指肠闭锁预后较好，合并其他结构异常或染色体异常者预后不良。

3. 胎儿肠管扩张

胎儿肠管扩张是胎儿期机械性或功能性肠梗阻的超声表现之一,消化道梗阻或闭锁常表现为病变部位的上段肠管扩张或羊水量异常(见图1-7-18)。临床处理及遗传咨询如下。

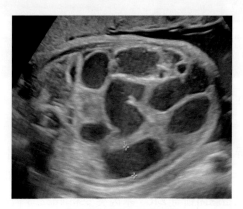

图 1-7-18　肠管扩张

孕32周,腹腔内肠管均见扩张,最大内径24 mm

(1) 小肠内径≥7 mm诊断为小肠扩张,结肠内径大于相应孕周的90%提示肠管扩张。肠管扩张与孕周有关,有文献报道孕40周前小肠内径平均值为5.1 mm,结肠内径平均值为14.5 mm。由于胎儿肠道扩张提示消化系统狭窄或闭锁可能,建议进行详细的畸形筛查。

(2) 单纯的胎儿肠管扩张,可每2周随访肠管扩张有无进行性增宽；若同时合并其他异常如羊水过多、肠管回声增强、腹水等，建议行介入性产前诊断。

（3）预后：50%以上的胎儿肠管扩张是生理性的，一般预后良好，病理性肠梗阻手术治疗后预后较好，早产儿较足月儿预后差。

六、泌尿系统

1. 胎儿重复肾或双肾盂

胎儿重复肾畸形是泌尿系统常见的先天畸形，指患侧肾脏存在上、下 2 套集合系统（见图 1-7-19）；也有 2 套以上，但少见。如果 2 条输尿管分别开口于膀胱或其他部位，则为完全型；如果

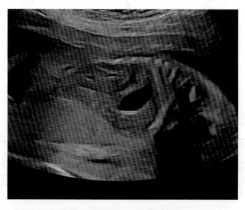

图 1-7-19　胎儿双肾盂

左肾见两肾盂结构

2套集合系统在进入膀胱前融合,只有一个共同的输尿管开口于膀胱,表现为分支型肾盂及"Y"形输尿管,则为不完全型。临床处理及遗传咨询如下。

(1)胎儿期即诊断重复肾畸形者,建议到小儿泌尿外科进行咨询,制订随访及出生后治疗计划,以尽量减少出生后泌尿系统感染,并防止肾脏进行性损害。

(2)输尿管异位开口无须胎儿期干预。胎儿期输尿管膨出引起的膀胱出口梗阻导致上尿路损害过程缓慢,所以无论单侧还是双侧重复肾,即使合并肾积水,只要不是双侧肾发育不良,均可待出生后再处理且预后良好。输尿管膨出引起严重膀胱出口梗阻合并双侧肾发育不良导致羊水量明显减少者,出生后有发展为终末期肾病的风险,需要胎儿期干预,但此种情况罕见。

(3)胎儿期干预措施有超声下膀胱穿刺引流和胎儿膀胱镜下输尿管膨出经尿道内切开术,虽然减压效果良好,但有胎膜早破、早产、感染、出血甚至胎儿死亡等风险,实施须谨慎。

(4)建议详细超声畸形筛查,如合并心脏、生殖道等其他系统畸形,可能与多基因缺陷有关。需和家属沟通,行 MRI 及羊水穿刺基因学筛查。

(5)胎儿期检查一旦确诊,建议超声随访观察,出生后评估并制订诊疗计划。

2. 胎儿马蹄肾

马蹄肾(horseshoe kidney, HSK)是指双肾上极或下极融合而形成的发育异常,是临床相对少见的先天性泌尿系统发育畸形,融合的峡部结构85%为肾脏实质,15%为纤维结缔组织(见图1-7-20)。该病为胚胎解剖学变异,常并发异常的临床症状,以泌尿系统和脊柱异常为主,同时异常发育畸形多合并多支异常供血动脉,为临床综合治疗带来困难。临床处理及遗传咨询如下。

(1)马蹄肾含3种异常的基本解剖学特征,即肾脏位置异常、肾盂旋转不良和异常的供血动脉。

(2)马蹄肾胎儿由于两侧输尿管受压,出生后易发生尿路结石、梗阻性疾病及感染。

(3)马蹄肾可单独以孤立性肾脏发育畸形存在,还可与其他泌尿系统发育畸形同时存在,如肾盂输尿管重复畸形、重复肾等。故胎儿期提示马蹄肾时,建议详细超声畸形筛查,必要时进行胎儿MRI。

(4)除泌尿系统合并症外,马蹄肾常伴先天性脊柱异常,甚至合并神经系统、消化系统、心血管系统畸形,其主要发生机制可能与基因突变、胚胎发育过程中的内外因损伤有关。超声检查至关重要。

(5)马蹄肾可能与染色体异常相关,胎儿期提示马蹄肾时,应建议介入性产前诊断排除染色体异

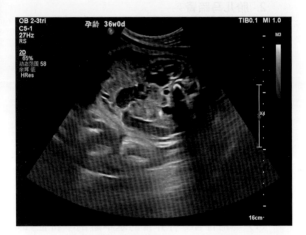

A

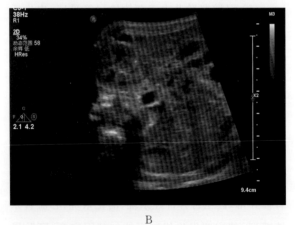

B

图 1-7-20 马蹄肾

A. 双肾盂及输尿管扩张,双肾下级相连;B. 双肾下级相连

常及基因致病性改变。

（6）若排除遗传因素异常，未合并肾积水或尿路梗阻，也没有合并其他的结构畸形，马蹄肾的胎儿是可以保留的。胎儿出生后仍需关心肾功能、排尿情况、尿路梗阻及尿路感染情况等。对于没有异常表现的马蹄肾新生儿，是不需要任何干预的，但是对于出现泌尿系统异常症状的新生儿，则需要进行外科手术。

3. 胎儿肾缺如

肾缺如又称肾不发育，是由于一侧或双侧输尿管芽不发育，不能诱导后肾源基，使其分化为后肾，从而导致一侧或双侧肾缺如（见图 1 - 7 - 21）。临床处理及遗传咨询如下。

（1）产前超声检查是诊断胎儿先天性肾缺如的首选方法，当产前发现胎儿肾缺如时应建议详细B超畸形筛查。胎儿 MRI 也是重要的辅助诊断方法。

（2）双肾或单肾缺如，在女性胎儿中常合并双角子宫或阴道闭锁，男性胎儿常合并精囊和输精管缺如。部分单侧肾缺如是单独存在的，不影响其他器官系统的发育。

（3）双肾缺如是泌尿系统最严重的畸形，出生后不能存活。双肾完全缺如常导致严重羊水过少，从而影响肺的发育，即使胎儿正常分娩，存活率也

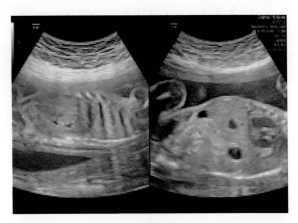

A

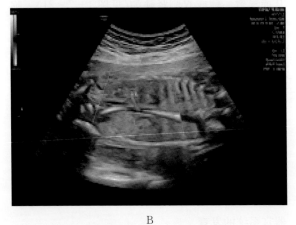

B

图 1-7-21　肾缺如

A. 左肾缺如,左肾动脉不显示;B. 右肾正常,右肾动脉显示

非常低。由于羊水过少,胎儿受压及活动受限,进一步导致典型的 Potter 综合征,如耳位低、眼距过宽、小下颌畸形、扁平鼻、四肢挛缩、足内翻、短头畸形、肺发育不良等。

(4) 肾缺如与染色体异常或基因突变相关。双肾缺如常是其他综合征的表现形式,如 Fraser 综合征(隐眼畸形综合征)、尾退化综合征、人体鱼序列综合征等。故出现胎儿肾缺如建议介入性产前诊断,进行胎儿染色体核型分析、芯片检测和 trio 全外显子组测序,排除遗传疾病。

(5) 单侧肾缺如者未合并其他心内外畸形时预后较好,可正常生存,不需要进一步干预治疗,但在成年后出现蛋白尿、高血压和肾功能不全的风险会相应增加。部分单侧肾缺如者会出现膀胱输尿管反流。

4. 胎儿盆腔异位肾

异位肾是指发育完好的肾脏不能达到腹膜后肾窝内的正常位置。异位肾常见于骨盆、髂窝、腹部、胸腔或双肾交叉异位(见图 1 - 7 - 22 和图 1 - 7 - 23)。临床处理及遗传咨询如下。

(1) 异位肾分为盆腔异位肾、交叉异位肾、胸腔异位肾。盆腔异位肾最多见。

(2) 异位肾常伴肾旋转不良(肾盂朝向前方)及其他畸形,如尿道下裂、隐睾、阴道不发育、心血

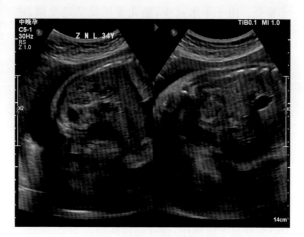

图 1-7-22　盆腔异位肾

膀胱左后方上方见异位左侧肾脏

管畸形、胃肠道及骨畸形等。

（3）发现胎儿异位肾应建议详细 B 超畸形筛查，同时进行介入性产前诊断以排除遗传疾病。

（4）预后：胎儿单纯异位肾预后较好，而是否合并其他畸形常常是决定预后的主要因素，因此产前除了准确诊断异位肾，还需仔细检查是否伴染色体异常和其他系统器官的发育异常。

5. 胎儿多囊肾

1）常染色体显性多囊肾病

常染色体显性多囊肾病（autosomal dominant polycystic kidney disease, ADPKD）是一种以常染色体显性遗传方式遗传的全身性疾病，可累及多系

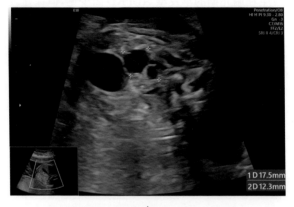

A

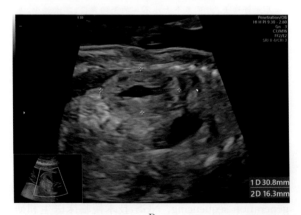

B

图 1-7-23　盆腔异位肾

A. 膀胱后方见异位并发育异常的右肾；B. 左肾发育正常

统、多脏器,主要累及肾脏(见图1-7-24)。目前发生在胎儿期的早发型ADPKD尚少见,但往往较成年患者表现得更加严重,疾病进展也更加迅猛。

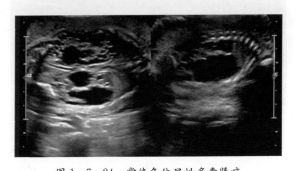

图1-7-24 常染色体显性多囊肾病

胎儿双肾增大,内见多个大小不一的无回声区,羊水过少,基因检测:*PKD1* 突变

超声检查在胎儿ADPKD的病因学研究和预后评估中是必不可少的,羊水的量、肾脏的外观和大小是影响预后最重要的因素。而在临床症状和体征出现之前,基因检测是唯一能够提供关于个体ADPKD预测信息的检测方法。有多种基因测试方法可用于检测ADPKD,二代测序(next-generation sequencing, NGS)技术使临床医生和研究人员能够更好地解释已发现的变异。临床处理及遗传咨询如下。

(1)目前尚无确切的宫内治疗及干预胎儿ADPKD的方法。ADPKD胎儿在有生机之前做出诊断者,充分告知病情后,夫妇可选择终止妊娠;胎儿有生机后被诊断者可随访观察,定期复查胎儿肾脏大小及羊水量,若症状在宫内已进行性加重,必要时可终止妊娠;胎儿期 ADPKD 若肾脏体积大于相同胎龄儿肾脏体积的 4 个标准差,且合并羊水过少,提示胎儿预后差,可建议终止妊娠。

（2）需要强调的是,产前有肾囊肿超声表现的胎儿,并不一定都是遗传性多囊肾病。对于有肾脏异常发现者建议进行产前基因诊断,在无阳性家族史或者其他相关证据时,应当充分告知孕妇及家属相关风险,并在孕妇及家属愿意承担风险的前提下建议定期随访观察肾脏大小以及羊水情况,必要时方可终止妊娠。

2）常染色体隐性多囊肾

常染色体隐性多囊肾（autosomal recessive polycystic kidney disease，ARPKD）的特征为肾集合管囊性扩张和肝胆管重塑发育缺陷。产前超声提示肾脏明显增大伴强回声和皮髓质界限不清,部分病例可有小囊肿,伴羊水过少（见图 1 - 7 - 25）。基因检测有助于诊断。产前早发的 ARPKD 预后较差。

6. 胎儿多囊性肾发育不良

多囊性肾发育不良（multicystic dyplastic kidney，MCDK）是指由于肾小管呈囊性扩张,逐渐

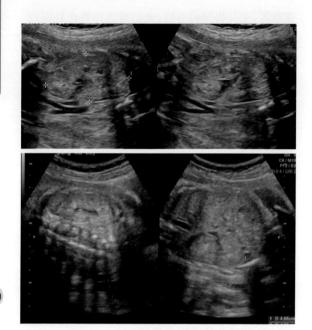

图 1-7-25　常染色体隐性多囊肾

双肾明显对称性增大,双肾实质回声增强,羊水过少,基因检测:
PKHD1 突变

增大,导致肾脏体积逐渐增大伴发育不良,最终形成一个无功能的器官(见图 1-7-26)。由于肾实质丧失,囊泡内液体不能得到补充,囊泡或可因其中液体吸收而缩小、消失。临床处理及遗传咨询如下。

(1)建议详细 B 超畸形筛查,必要时行胎儿 MRI。

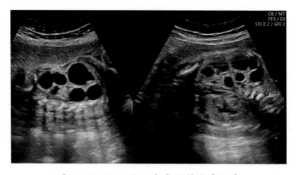

图1-7-26 胎儿多囊性肾发育不良

患侧肾脏增大,内见多个大小不等的圆形囊泡,互不相通

(2)建议进行介入性产前诊断排除胎儿染色体及基因异常。

(3)充分告知孕妇及其家庭成员,绝大多数MCDK预后良好,尤其是单侧不伴发其他畸形的MCDK。生后多数患侧肾囊肿随年龄增长而逐渐缩小,甚至消失而无须手术切除;多数因健侧肾发育良好而预后良好。因肾实质丧失,当MCDK发生在双侧时基本无肾功能,故建议终止妊娠。产后需定期随访超声观察双侧肾脏及其囊肿大小变化情况,同时定期进行尿检、测血压,若出现尿路感染、高血压以及漏尿等情况,可行手术切除患肾。

七、骨骼系统

1. 胎儿软骨发育不良

致死性软骨发育不良又称致死性侏儒(thanatophoric dysplasia，TD)，是一种罕见的短肢畸形，呈常染色体显性遗传。临床处理及遗传咨询如下。

(1) 分型。Ⅰ型：股骨弯曲，短四肢，胸部狭窄，伴或不伴有三叶草形头颅，约占 85%。Ⅱ型：直股骨，短四肢，胸部狭窄，典型的三叶草形头颅畸形，约占 15%。可合并心脏或肾脏发育异常。

(2) 临床表现有大头症，独特的面部特征，多余的皮肤褶皱，短四肢，以及肌张力减退。

(3) 若影像学提示 TD 可能，建议行 TD 基因检测。据文献报道，新的无创产前检测(noninvasive prenatal testing，NIPT)方法可筛查 *FGFR3* 基因。或可进行全外显子组测序检测。

(4) 尚无有效治疗措施，预后不良，大多数患儿在围产期死亡，存活者生存期一般不超过 6 个月，多死于呼吸功能不全。

2. 胎儿成骨发育不全

胎儿成骨发育不全是一种少见的、严重的、具有遗传异质性的全身性结缔组织病，基本病理是胶原蛋白成熟缺陷(见图 1-7-27)。临床处理及遗传咨询如下。

(1) 分型。Ⅰ型：临床症状较轻，轻微的骨质脆弱和蓝色巩膜，儿童表现为骨质疏松症。Ⅱ型：又称致死型，严重的骨质减少，长骨弯曲、短小，多发生于胎儿期，可伴有宫内骨折，是最常见、最严重

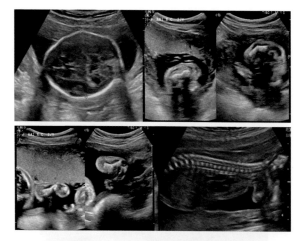

图 1-7-27　胎儿成骨发育不良

颅骨骨化不全,四肢极度短小,成角畸形,胸廓狭窄

的类型。Ⅲ型:为存活胎儿最严重的类型,症状受年龄和其他并发症影响,进行性加重。Ⅳ型:严重程度介于Ⅰ型~Ⅲ型之间。

(2)超声表现为四肢短肢畸形,骨质疏松,多发骨折,长骨弯曲成角,颅骨钙化不全,胸廓狭窄等。病变不仅限于骨骼,还累及眼、耳、牙齿、皮肤等,也有累及心血管的报道,肺部并发症是导致死亡的重要原因。

(3)若影像学提示成骨发育不全可能,强烈建议行介入性产前诊断和 trio 全外显子组测序。

(4)成骨发育不全胎儿多在围产期死亡,新生儿出生后预后较差。目前治疗方法多为治疗骨质疏松,降低骨折发生率,改善疼痛,促进生长和活动能力等,但疗效较差。新的靶向治疗药物如硬化蛋白抑制、抗转化生长因子- β 抗体等正在研究中。

3. 胎儿脊柱侧弯

先天性脊柱侧弯是孕 4～6 周椎体发育异常,导致脊柱不对称生长。脊柱侧弯是最常见的先天性脊柱畸形,占儿童脊柱畸形的 10%(见图 1 - 7 - 28)。临床处理及遗传咨询如下。

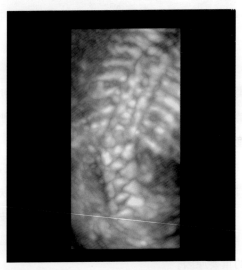

图 1 - 7 - 28　三维成像显示脊柱侧弯

(1) 可分为形成障碍型(典型例子:半椎体),分节失败型(典型例子:骨桥形成)和混合型(两种畸形同时存在),其中形成障碍型和分节失败型占

80％,混合型占 20％。

(2) 先天性脊柱侧弯可孤立出现或伴随其他先天缺陷综合征,如心血管畸形,泌尿生殖系统、肌肉系统、脊髓等异常。故应建议进行详细的 B 超畸形筛查和胎儿 MRI。

(3) 部分先天性脊柱侧弯与染色体异常(如 16p11.2 微缺失综合征)或基因异常有关,例如约 10％的先天性脊柱侧弯与 *TBX6* 家族基因复合杂合变异有关。故应建议进行介入性产前诊断、胎儿染色体核型分析及芯片检测,必要时进行 trio 全外显子组测序排除遗传疾病。

(4) 部分先天性脊柱侧弯病例是良性、非进展性的,预后良好;部分病例会迅速进展为骨盆畸形,神经系统障碍,甚至肺心病等。出生后治疗可分为观察或手术治疗,观察以 4～6 月为限,定期随访 X 线片。

八、胎儿生长受限

胎儿生长受限(fetal growth restriction, FGR),又称宫内生长受限(intrauterine growth restriction, IUGR),是妊娠的常见并发症,与各种不良的围产期结局有关。FGR 最常用的定义是估计的胎儿体重或腹围小于相应胎龄的第十百分位数。临床处理及遗传咨询如下。

（1）与孕妇合并症相关，如妊娠糖尿病、肾功能不全、自身免疫性疾病（例如系统性红斑狼疮）、发绀型心脏病、妊娠期高血压疾病、抗磷脂综合征等，建议完善相关检查。

（2）与感染性疾病相关，如疟疾、巨细胞病毒感染、风疹、弓形虫病、梅毒等，建议完善感染指标及 TORCH 检查。

（3）与胎儿染色体异常或综合征等相关，建议进行介入性产前诊断、胎儿染色体核型分析、染色体微缺失/微重复检测及 trio 全外显子组检测。

（4）与胎儿先天畸形相关，建议完善超声胎儿结构筛查及胎儿心超检查。同时超声排除胎盘疾病（胎盘早剥、胎盘梗死、轮状胎盘、胎盘血管瘤、绒毛血管瘤）和脐带插入点异常（帆状胎盘、球拍状胎盘）。

（5）应根据 FGR 的潜在病因（如果明确），估计相应胎龄的百分位和其他临床指标（如胎儿监护），决定分娩时间。

九、羊水量异常

1. 羊水过多

羊水过多是指妊娠期间羊水量超过 2 000 ml。多数孕妇羊水增多较慢，在长时间内形成，称慢性羊水过多；少数孕妇在数日内羊水急剧增多，称急性羊水过多。超声指标是指羊水指数≥25 cm。

临床处理及遗传咨询如下。处理主要取决于胎儿有无畸形和孕妇自觉症状的严重程度。

1）胎儿结构异常

当合并严重的胎儿结构异常，如胎儿神经系统发育异常或严重消化道畸形时，无生机儿可终止妊娠。

2）正常胎儿

应根据胎龄及孕妇的自觉症状决定处理方案。

（1）寻找病因，积极治疗糖尿病等合并症，进行介入产前诊断排除胎儿染色体异常。

（2）症状较轻时可以继续妊娠，嘱患者注意卧床休息，低盐饮食。酌情使用镇静药，注意观察羊水量的变化。吲哚美辛有抑制利尿的作用，可应用于治疗羊水过多，但不宜长期使用，孕 32 周前可短期使用。孕妇自觉症状严重，可穿刺进行羊水减量，速度不宜过快，以缓解孕妇症状；观察羊水消长情况，3～4 周后可重复，以减低宫腔内压力。羊水反复增多，自觉症状重，妊娠≥34 周，胎肺已成熟可终止妊娠。

（3）轻度特发性羊水过多建议≥39 周计划分娩。

3）预后

围生儿的预后与胎儿畸形及羊水过多的严重

程度有关。羊水过多的不良结局有早产、脐带脱垂、胎盘早剥及产后出血等,因此,羊水过多的孕妇应进行严密产科监护。

2. 羊水过少

羊水过少是妊娠晚期羊水量少于 300 ml 者。超声诊断羊水过少是指孕中期或孕晚期羊水最大垂直深度<2 cm,或羊水指数<5 cm。临床处理及遗传咨询如下。

(1)首先需排除胎膜早破。

(2)若孕中期羊水过少,应仔细通过超声检查胎儿泌尿系统结构,如双肾大小、回声,膀胱大小、形态等,排除泌尿系统发育异常导致的羊水过少。如无异常,则进一步寻找其他线索,如是否有地中海贫血、染色体异常等。孤立性羊水过少不是介入性产前诊断的指征。但羊水过少常影响超声对胎儿结构的显示,如孕妇想要保留胎儿,排除胎儿结构畸形,也可通过羊膜腔灌注温热生理盐水后再行超声检查。胎儿 MRI 也是羊水过少时检测胎儿结构的重要辅助诊断工具。

(3)孕晚期羊水过少主要与胎儿宫内窒息、缺氧有关。

(4)羊水过少临床处理方案的选择主要与发生的孕周及原因有关。羊水过少合并严重胎儿致死性结构异常,建议终止妊娠。如为羊水过少的正常胎儿,对于未足月、胎肺未成熟者,针对病因对症治疗,可定期随访 B 超,尽量延长孕周;对于胎儿足月、可宫外存活者,应及时终止妊娠,分娩方式根据胎儿有无宫内缺氧及母体因素决定。

(5)羊水过少的预后与孕周及羊水量有关,轻度羊水过少,围产儿死亡率增加 13 倍;重度羊水过少,围产儿死亡率增加 47 倍。孕周越小、羊水量越少,胎儿预后越差。

(审校:沈婕　孙丽洲　张月萍　朱宝生)

第二章 产前筛查及产前诊断报告相关咨询

第一节
孕中期唐氏筛查前及筛查后咨询

一、孕中期唐氏筛查前咨询

（1）产前筛查工作应由经过专门培训并已经取得产前筛查资质的医疗保健机构和医务人员承担。孕中期产前筛查应在孕 15 周～20^{+6} 周进行。在确定筛查对象后，对自愿产前筛查的孕妇收集病史，签署知情同意书，确定孕周，采集外周血，测定血清学指标，并计算出风险，解释筛查报告。

（2）产前筛查应按照知情选择、孕妇自愿的原则，医务人员应事先告知孕妇或其家属产前筛查的性质。

（3）提供产前筛查服务的医疗保健机构应在知情同意书中标明本单位所采用的产前筛查技术能够达到的检出率，以及产前筛查技术有假阴性可能。各机构所使用的产前筛查知情同意书应报所在机构医学伦理委员会审议通过，并报医务处备案。

（4）医疗机构只对同意参加产前筛查，且已签署知情同意书的孕妇做产前筛查。

（5）医师应详细询问病史，确认孕周，记录超声测定的头臀长（孕早期）或双顶径（孕中期）以及超声检查时间、孕妇提供的对确定孕周有重要价值的其他信息资料。

（6）医师应在产前筛查申请单上准确填写下列资料：孕妇的姓名、出生日期（公历）、采血日期、孕龄、体重、民族/种族、末次月经日期（公历）、月经周期、孕妇是否吸烟、本次妊娠是否为双胎或多胎、孕妇是否患有胰岛素依赖性糖尿病、既往是否有染色体异常或者神经管畸形等异常妊娠史、家族史、孕妇的通信地址和联系电话。

（7）孕妇在申请单上签署知情同意书。

二、孕中期唐氏筛查后咨询

（1）对于筛查结果为高风险的孕妇，应由产前咨询和（或）遗传咨询人员解释筛查结果，并向其介绍进一步检查或诊断的方法，由孕妇知情选择。

（2）对筛查高风险的孕妇建议行产前诊断，产前诊断率宜≥80%。

（3）对于筛查出的高风险病例，在未进行产前诊断之前，不应为孕妇做终止妊娠的处理。

（4）产前筛查机构应负责产前筛查高风险病例的转诊，产前诊断机构应在孕 22 周内进行筛查高风险病例的后续诊断。

（5）对筛查低风险的孕妇，应进一步告知检测的局限性，向孕妇说明此结果并不是完全排除胎儿染色体异常的可能性，仍然需要做好后续的超声检查，如超声发现胎儿异常，建议遗传咨询，必要时行产前诊断。

第二节
无创产前检测前及检测后咨询

一、无创产前检测筛查前咨询

1. 无创产前检测内容及检出率

无创产前检测（NIPT）是利用高通量测序技术检测母体血浆中的胎儿游离 DNA，来筛查胎儿染色体非整倍体异常，主要针对常见的 21、18、13 号染色体非整倍体异常。针对这三对常见染色体非整倍体异常的检出率约为 99％。

2. 无创产前检测的适用人群及最适孕周

适用人群包括有介入性产前诊断禁忌证者（如先兆流产、发热、出血倾向、慢性病原体感染活动期、孕妇 Rh 阴性血型等);血清学筛查显示胎儿常见染色体非整倍体风险值介于高风险切割值与 $1/1\,000$ 之间的孕妇;孕 20^{+6} 周以上,错过血清学筛查最佳时间,但要求评估 21 -三体综合征、18 -三体综合征、13 -三体综合征风险者。最适检测孕周为 $12 \sim 22^{+6}$ 周。

3. 无创产前检测的慎用人群

孕早期、孕中期产前筛查高风险;预产期年龄 ≥35 岁;重度肥胖(体重指数 $>40\,\mathrm{kg/m^2}$);通过体外受精-胚胎移植方式受孕;染色体异常胎儿分娩史,但排除夫妇染色体异常的情形;双胎及多胎妊娠;医师认为有明显影响结果准确性的其他情形。

4. 无创产前检测的不适用人群

孕周 $<12^{+0}$ 周;夫妇一方有明确染色体异常;1 年内接受过异体输血、移植手术、异体细胞治疗等;胎儿超声检查提示有结构异常,须进行产前诊断;有基因遗传病家族史或提示胎儿罹患基因病风险高;孕期合并恶性肿瘤;医师认为有明显影响结果准确性的其他情形。

5. 无创产前检测重新采血的产前咨询

NIPT 筛查中,如出现胎儿 DNA 浓度低或者检测不合格的状况,需要重新采血进行检测。NIPT 检测结果的影响因素包括孕周,孕妇体重指数,母亲使用药物(如注射低分子量肝素),母亲的种族,胎儿存在染色体非整倍体异常,胎儿或母亲存在染色体嵌合体,体外受精妊娠,双胎妊娠等。

6. 无创产前检测的报告周期

自采血日期至发放临床报告时间不超过 10 个工作日。

二、无创产前检测后咨询

1. 低风险报告的咨询

告知 NIPT 属于产前筛查,尽管对常见的三对染色体非整倍体的检出率可以达到 99%,但仍有漏诊的风险。NIPT 结果显示低风险的孕妇,胎儿仍有染色体异常的可能,后续产检过程中如出现异常,不排除需要介入产前诊断的可能性。

2. 高风险报告的咨询

NIPT 筛查高风险孕妇的产前咨询率应达到 100%。咨询内容包括:告知孕妇 NIPT 在高风险人群中的阳性预测值要高于低风险人群;建议高风险孕妇进行后续产前诊断;并告知造成假阳性的可能因素包括嵌合体、染色体微重复、双胎一胎消失、母亲患有恶性肿瘤等。

3. 补充报告的咨询

NIPT 的常规检测内容是常见的 21、18、13 号染色体非整倍体异常。大规模平行测序法在检测过程中也可以发现其他染色体异常,但对其他染色体异常的阳性预测值较低,其中对性染色体异常的复合阳性预测值≥30%,此部分结果以补充报告的形式发放。

4. 检测失败报告的咨询

告知孕妇导致检测失败的原因可能包括孕周过小,孕妇体重指数过高,母亲使用药物(如注射低分子量肝素),种族,胎儿存在染色体非整倍体异常,胎儿或母亲存在染色体嵌合体,体外受精妊娠,双胎妊娠等。有研究显示当提示检测失败时,胎儿染色体异常的发生率从 0.4% 增加到 2.7%,需进行产前咨询及进一步产前诊断。

第三节
常见胎儿染色体核型异常咨询

一、常见染色体三体咨询

1. 21 -三体综合征

(1)告知孕妇胎儿为 21 -三体综合征。胎儿出生后表现包括智力障碍、体格发育迟缓、特殊面容(眼距宽、鼻梁低平、眼裂小)和身材矮小等,可伴发其他器官畸形。

(2)告知孕妇胎儿预后不良,属于严重出生缺陷,可考虑终止妊娠,因家庭理念、信仰不同,最终是否继续妊娠由孕妇及家属自行决定。

（3）建议尽快进行详细的超声结构筛查。

（4）21-三体分为经典型、易位型、嵌合型和复杂染色体重组型。经典型21-三体为所有细胞有一条额外的21号染色体，胎儿核型为47，XN，+21，占95%（见图2-3-1）。易位型21-三体多为父母一方有涉及21号染色体的易位，主要为罗伯逊易位，占2%。当出现这种类型的胎儿21-三体时，应强烈建议孕妇及家属进行外周血染色体核型分析，以排除孕妇及家属为罗伯逊易位携带者的情况。嵌合型21-三体为部分细胞有一条额外的21号染色体，占2%。复杂染色体重组涉及21号染色体的复杂染色体重排，占1%，建议孕妇及家

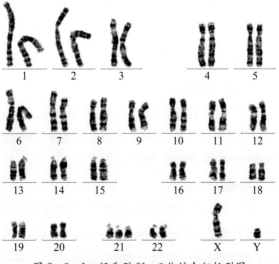

图 2-3-1　经典型 21-三体综合征核型图

属进行外周血染色体核型分析。

(5) 再发风险。经典型和嵌合型 21-三体,通常源于父亲或母亲生殖细胞减数分裂或者胚胎有丝分裂发生错误,通常再发风险与母亲年龄有关,总体再发风险 <1‰。如果父母为生殖细胞嵌合,则再发风险增加。如其中一人为罗伯逊易位携带者,则下次妊娠再发风险较高,应提供胚胎植入前诊断的相关咨询,以便患者根据自身情况选择下次妊娠的受孕方式。

(6) 下次妊娠应行介入性产前诊断以排除胎儿染色体异常。

2. 18-三体综合征

(1) 告知孕妇胎儿为 18-三体综合征。胎儿多数伴有超声结构异常,90% 可发生胎死宫内,新生儿多在一年内死亡。出生后临床表现为生长发育迟缓和典型面部特征(眼距宽、小耳及小下颌等),多数有器官发育畸形,伴发智力障碍。

(2) 多数 18-三体胎儿存在严重结构异常,建议行详细的超声筛查。

(3) 告知胎儿预后不良,部分胎儿可能发生宫内死亡,是否继续妊娠由孕妇及家属自行决定。

(4) 告知 18-三体分型。分为非嵌合型、嵌合型,以及染色体重组导致的 18q 三体。非嵌合型 18-三体为所有细胞中均多一条 18 号染色体,比例约为 94%（见图 2 - 3 - 2）；嵌合型 18 -三体为部分细胞有一条额外的 18 号染色体，比例低于 5%；重组型 18 -三体涉及 18 号染色体的不平衡重组（如易位或倒位导致 18q 部分三体），可能父母一方为平衡重组携带者，比例约为 2%。建议夫妻双方进行外周血染色体核型分析。

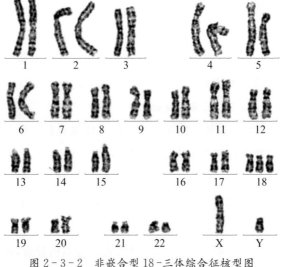

图 2 - 3 - 2　非嵌合型 18 -三体综合征核型图

（5）再发风险。非嵌合型和嵌合型 18 -三体通常源于父亲或母亲生殖细胞减数分裂或者胚胎有丝分裂发生错误，后代再发风险约为 1%。父母生殖细胞嵌合少见，但也有报道，此种情况后代再发风险增加。重组型 18 -三体，如果为新发，则再发风险低;若为遗传性,则复发风险高,应提供胚胎植入前诊断的相关知识,以便患者根据自身情况选择下一次妊娠方式。

(6)下次妊娠应行介入性产前诊断以排除胎儿染色体异常。

3. 13-三体综合征

(1)告知孕妇胎儿为13-三体综合征。胎儿大多伴发超声异常,出生后表现为智力障碍、生长发育迟缓、特殊面容、小头、眼球小、唇裂、神经系统发育异常、骨骼畸形及多器官畸形等。

(2)多数13-三体胎儿存在严重结构异常,建议行详细的超声筛查。

(3)告知胎儿预后不良,部分胎儿可能发生宫内死亡。是否继续妊娠由孕妇及家属自行决定。

(4)告知13-三体分型。分为经典型、易位型以及嵌合型。经典型13-三体为所有细胞中均多一条13号染色体,占90%(见图2-3-3);易位型13-三体为发生13号染色体的不平衡重组,占5%~10%,最多见的由不平衡的罗伯逊易位(13和14号染色体易位)造成,可能父母一方有涉及13号染色体的平衡易位,建议孕妇及家属进行外周血染色体核型分析;嵌合型13-三体为部分细胞有一条额外的13号染色体,比例较低。

(5)再发风险。经典型或嵌合型13-三体通

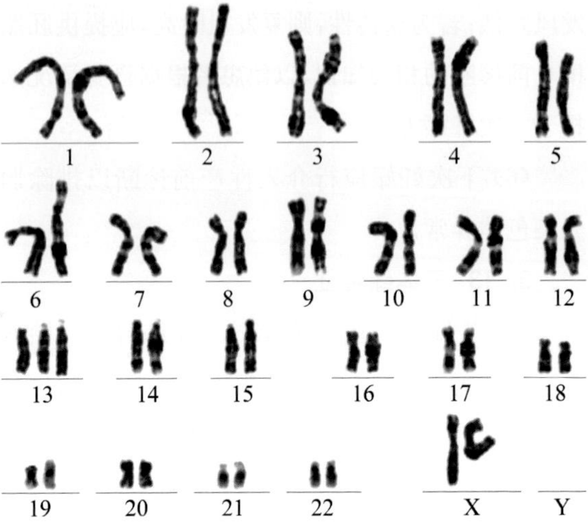

图 2-3-3　经典型 13-三体综合征核型图

常源于父亲或母亲生殖细胞减数分裂或者胚胎有丝分裂发生错误,后代再发风险低。易位型 13 三体,如果为新发,则再发风险低;如为遗传性,则后代发病风险高;如孕妇及家属一方为罗伯逊易位携带者,应提供胚胎植入前诊断的相关知识,以便患者根据自身情况选择下一次妊娠方式。

（6）下次妊娠应行介入性产前诊断以排除胎儿染色体异常。

二、常见性染色体异常咨询

1. Turner 综合征

（1）告知孕妇胎儿多数情况会表现为典型的

Turner综合征,少数情况存在低比例嵌合,表型比较复杂。典型表现为第二性征不发育和原发性闭经,或月经稀发,多数无生育能力。出生时可有身高体重落后,成年后身材矮小。部分患者有智力低下。少数Turner综合征胎儿出生后可能出现生殖器发育异常。

(2) 部分Turner综合征胎儿出生后可在儿科医师指导下,通过合理检测评估及激素干预,达到正常身高及发育。部分患者在激素支持下可能生育,但不排除妊娠时可能发生相关风险。

(3) 胎儿期发现核型为45,X(见图2-3-4),建议首先进行详细超声筛查胎儿结构。由于部分

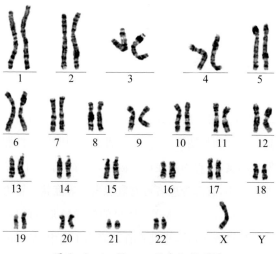

图2-3-4　Turner综合征核型图

45,X 型可能合并低比例 Y 嵌合,外生殖器可表现为男性或者介于两性之间,建议结合超声检测进行咨询。同时由于部分 Turner 综合征患者可能伴发心脏结构异常,建议进行详细胎儿心脏超声。该类胎儿出生后在青春期或成年后应再次接受心脏结构筛查,必要时进行磁共振血管造影来全面评估心血管疾病风险。

(4)嵌合型 Turner 综合征表型变异性大,轻症可无异常临床表型,严重者可能表现出全部综合征表型。是否继续妊娠由孕妇及家属自行决定。

(5)再发风险。Turner 综合征多数为散发病例,通常源于父亲或母亲生殖细胞减数分裂过程中发生错误,属于随机事件,再发风险较低。

(6)下次妊娠应行介入性产前诊断以排除胎儿染色体异常。

2. Klinefelter 综合征

(1)告知孕妇胎儿为 Klinefelter 综合征(见图 2-3-5),出生后多数表现正常。男性可能身材较高。青春期早期性发育正常,青春期中期出现性腺发育不良,表现为高促性腺激素,性腺功能低下,睾丸体积小,有部分患者可有乳腺发育等症状。智力发育尚可,但也有部分个体可能较同龄儿童落后。也有报道提示该类患儿存在注意力不集中、学习障碍等情况,自闭症发生率较正常儿童高。患者大多

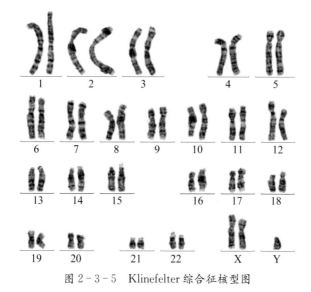

图 2 - 3 - 5 Klinefelter 综合征核型图

数不育,表现为无精症,极少数个体有少量精子。睾丸附睾取精成功率平均为 50%,部分患者可以通过辅助生殖技术获得后代。

(2)再发风险:多数为散发病例,通常源于父亲或母亲生殖细胞减数分裂过程中发生错误,属于随机事件。再发风险低。

(3)下次妊娠应行介入性产前诊断以排除胎儿染色体异常。

3. 超雌综合征

(1)告知胎儿出生后通常为正常女性表型,可有身材较高,性发育在青春期正常。整体智商比同胞略低 10～15,可有语言发育延迟现象,大多数可以上正常学校。47,XXX(见图 2-3-6)个体在能力上差异较大。

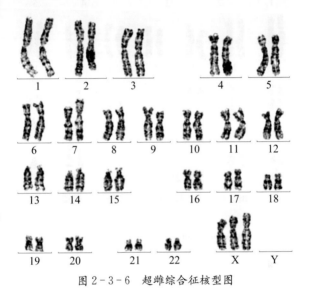

图 2-3-6　超雌综合征核型图

(2) 告知大多数个体生育能力不受影响,后代染色体异常的风险较低。建议对 47,XXX 个体提供产前诊断。此外,47,XXX 个体卵巢早衰的风险略高。

(3) 再发风险。多数为散发病例,通常源于父亲或母亲生殖细胞减数分裂过程中发生错误,属于随机事件,再发风险较低。

(4) 下次妊娠应行介入性产前诊断以排除胎

儿染色体异常。

4. 超雄综合征

（1）告知多数患儿出生后表型正常。身高、体重、头围都在正常范围。智商行为略低于正常同胞，但仍然在正常范围内。语言发育延迟的发生率略高，大部分可以进入正常学校。

（2）告知第二性征发育正常。大多数男性可以正常生育，但精子染色体非整倍体风险增加，建议对 47,XYY（见图 2-3-7）个体提供产前诊断。

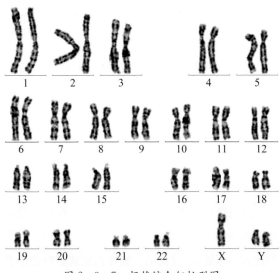

图 2-3-7 超雄综合征核型图

（3）再发风险。多数为散发病例，通常源于父亲或母亲生殖细胞减数分裂过程中发生错误，属于随机事件。再发风险低。

（4）下次妊娠应行介入性产前诊断以排除胎儿染色体异常。

三、常见染色体嵌合体的遗传咨询

1. 染色体嵌合体

包括同源嵌合体、异源嵌合体、限制性胎盘嵌合体和真性胎儿嵌合体。

同源嵌合体：一个个体含有单个受精卵来源的两种或以上细胞系的现象。

异源嵌合体：一个个体含有两个受精卵来源的两种或以上细胞系的现象。

限制性胎盘嵌合体：嵌合体只局限于胎盘组织，不存在于胎儿或新生儿。

真性胎儿嵌合体：嵌合体不仅存在于胎盘组织中，还存在于胎儿和新生儿中。

2. 临床咨询及处理原则

1）绒毛检测提示染色体非整倍体嵌合体

绒毛染色体嵌合体的发生率相对较高。若胎儿超声检查未见异常但绒毛检出染色体嵌合，不能据此做临床处理，建议结合临床指征或超声表型进行综合考虑，以确定是否进行临床处理，或进一步进行羊水或脐血验证。未培养细胞间期荧光原位杂交（fluorescence in situ hybridization, FISH）检测嵌合体的敏感性优于其他分子遗传学技术,故在羊水验证时,应以 FISH 技术作为嵌合比例评估的核心方案。微阵列比较基因组杂交(array-based comparative genomic hybridization, aCGH)或低深度全基因组测序(copy number variation sequencing, CNV‑seq)检测嵌合体的敏感性相对低于 FISH 技术,且无法排除母源污染的干扰,因此低比例(<30%)嵌合体行羊水验证时不作为首选方案。但是单核苷酸多态性微阵列(single nucleotide polymorphism array, SNP array)技术具备基因分型功能,有助于判断单亲二倍体(uniparental disomy, UPD)和推测非整倍体发生机制,指导再生育,故目前在羊水验证时仍应作为一线检测技术。羊水验证时,若核型分析、FISH、染色体微阵列分析(chromosomal microarray analysis, CMA)检测结果不一致,以未培养细胞间期 FISH 结果为优先判断标准;如无 FISH 结果,则以 CMA 结果为次选判定标准(BAF/AD 与 log2 值分析结果必须一致)。如绒毛与羊水检测结果不一致,以羊水结果为准。

例外情况说明:绒毛嵌合体未经羊水或脐血验证,不建议依据该检测结果进行临床处理。但是,当嵌合体的诊断与胎儿超声异常相符时,经孕妇及其家属知情同意可选择终止妊娠,建议引产时行羊水或胎儿组织检测以完善胎儿胎盘嵌合体诊断。

2）羊水检测提示染色体非整倍体嵌合体

绒毛检测后行羊水验证时，以羊水检测结果作为胎儿的最终诊断依据，并以此制订遗传咨询意见，无须进一步脐血检测。羊水作为首检样本，且仅采用单一技术（核型分析、CMA 或 CNV‐seq 任一种）检测时，若检测结果提示非整倍体嵌合，建议进一步行 FISH 验证。当羊水作为首检样本，且采用核型分析＋CMA 或核型分析＋CNV‐seq 任一检测方案时，若两种不同检测技术均提示染色体嵌合，可以确立诊断；若两种不同检测技术检测结果不一致，建议进一步行 FISH 验证。当嵌合体的诊断与胎儿超声异常相符时，经孕妇及其家属知情同意可选择终止妊娠，建议引产时行胎儿组织检测以评估嵌合体的组织分布情况。印记综合征相关染色体的非整倍体嵌合体，建议完善甲基化分析、短串联重复序列（short tandem repeat, STR）或 SNP array 分析以明确是否存在 UPD。

3）脐血检测提示染色体非整倍体嵌合体

脐血嵌合体检测方案和诊断原则参照上述羊水检测。羊水和脐血的胚层来源不同，当两者的检测结果不同，并非结果不准确，只是分别代表了两者所对应胚层细胞的染色体嵌合情况，均予以认可。若在羊水的基础上进一步进行脐血检测，其意义仅在于推测中胚层来源细胞是否存在嵌合体。若脐血检出嵌合体,则中胚层来源的器官组织如泌尿生殖系、骨骼肌肉、血液、心血管及结缔组织等,有可能存在该嵌合体;若脐血检测结果为阴性,则考虑上述器官组织可能不存在该嵌合体;若脐血检测结果阴性或嵌合比例低于羊水嵌合比例,提示羊水中嵌合体细胞可能主要来源于外胚层和内胚层。

4) 再发风险评估

胎儿染色体嵌合体的再发风险评估,主要取决于胎儿嵌合体是胎儿体细胞有丝分裂不分离引起的,还是父母生殖细胞嵌合体伴随三体自救引起的。但是,临床上通常很难区分胎儿嵌合是因有丝分裂不分离,还是因三体自救机制。因此,即使经验上再次妊娠的风险通常较低,仍应建议再次妊娠时行产前诊断。

第四节
胎儿染色体拷贝数变异检测前及检测后咨询

一、染色体拷贝数变异检测前咨询

染色体拷贝数变异(CNV),可通过 CMA 或 CNV - Seq 检测,该技术能够在全基因组水平进行扫描,检测染色体不平衡的 CNV,尤其是对染色体组微小缺失、重复等不平衡性重排具有突出优势。

虽技术成熟，但仍然存在以下风险与局限。

（1）CMA 检测可能会发现临床意义不明的CNV，这种情况下需要对父母样本进行检测并辅以家系综合分析，以协助胎儿检测结果的判读。为了节省父母外周血采样等待时间，产前 CMA 检测需要在采集胎儿样本的同时留取孕妇及其配偶的外周血，以备检测过程中作为对照。如需增加夫妻外周血染色体芯片检测，应重新采集血样。

（2）受限于医学研究水平，目前对 CNV 与疾病相关性的认识尚不全面，部分临床意义不明的CNV 即使经家系分析仍不能明确判断。为避免孕妇及其家属的焦虑，或不恰当的临床处理，这一类临床意义不明的 CNV 和杂合性丢失（loss of heterozygosity, LOH），以及属于人群正常变异的CNV 和 LOH 将不显示在最终报告里。此外，性染色体上非明显致畸、致残的 CNV 和 LOH 不列在最终报告中。

（3）CMA 无法检测低比例嵌合体、1 Mb 以下的微小染色体片段重复、0.5 Mb 以下的微小染色体片段缺失，也不适合四倍体、平衡性染色体重排、单基因突变等检测。由于检测技术局限，正常CMA 检测结果不能排除胎儿存在其他缺陷的可能。

（4）CMA 数据解读参照美国医学遗传学与基

因组学学会（American College of Medical Genetics and Genomics, ACMG）和临床基因组资源（Clinical Genome Resource, ClinGen）2019 年指南。一些 CMA 检测发现的 CNV 可能超出最初排除胎儿染色体异常的送检需求，但有助于胎儿或受检家庭的健康管理和规划，对于这部分 CNV，将出现在最终报告中，包括①可导致外显率高、儿童期可治疗的遗传病的 CNV；②女性胎儿中携带的可导致 X 连锁隐性遗传病（儿童期发病）的 CNV。但是，性染色体非严重致畸致残、可导致成人期迟发型遗传病（如成人肿瘤等）或目前尚无治疗手段的遗传病（如早发型阿尔茨海默病等）、公共数据库提示为人群多态或临床意义不明但不影响临床诊疗方案的 CNV 和 LOH，将不列入最终报告。

二、染色体拷贝数变异检测结果为正常的遗传咨询

CMA 检测拷贝数结果提示未见明显异常，该结果代表在 CMA 检测范围内没有检出致病、可能致病、临床意义不明的 CNV 及 LOH。但是，CMA 无法检测低比例嵌合体和 1 Mb 以下微小染色体片段重复、0.5 Mb 以下微小染色体片段缺失，也不适合四倍体、平衡性染色体重排、单基因突变等检测，同时也不能排除生殖腺嵌合、异单亲二体的情况。

由于检测技术局限，正常 CMA 检测结果不能排除胎儿存在其他缺陷的可能。若孕妇仅是因为高龄或 NIPT 非整倍体进行 CMA 检测，且 CMA 未见异常结果，提示孕妇可以继续进行 B 超监测，如有胎儿结构异常，再根据情况进行其他遗传学检测；若孕妇因为胎儿结构异常进行 CMA 检测，而 CMA 未检出异常，仍建议孕妇根据孕周与具体结构异常指征，进行全外显子组检测。

三、染色体拷贝数变异检测结果为临床意义尚不明确的遗传咨询

CMA 检测提示发现临床意义不明的 CNV，该结果表示 CMA 检出了达到报告标准的 CNV，但是受限于医学研究水平，对该 CNV 与疾病相关性的认识尚不全面，尚不能确定其临床意义。对于临床意义不明的 CNV，我们可以通过对父母样本进行检测辅以家系综合分析，协助胎儿检测结果的判读。根据胎儿 CNV 来源（新发或父母遗传），结合胎儿父母的表型，对临床意义不明 CNV 的临床意义进行进一步判读。

（1）对于父母遗传而来的临床意义不明 CNV，如果胎儿父母无异常表型，则胎儿该 CNV 致病的可能性低，但因为存在外显不全等因素，不能排除潜在致病可能。

（2）对于新发的临床意义不明 CNV，需对片段内的基因进行评估，根据文献与已知资料评估该 CNV 与胎儿表型之间的关联，不能直接认为该 CNV 即病因。

四、染色体拷贝数变异检测结果为可疑致病性或致病性的遗传咨询

1. 1q21.1 缺失综合征

（1）该缺失为致病性变异，表型多样，可从无症状到严重的发育迟缓、多发畸形。大部分携带此缺失的患者有轻到中度的发育迟缓，但是也有个体无异常，提示外显不全。外显率为 36.9%（23%～55%）。

（2）建议胎儿行大排畸＋心超检查，排除结构异常。

（3）建议夫妻双方进行外周血芯片检查，以判断该重复为遗传或新发变异。如为遗传，则每次妊娠的异常风险为 50%；如为新发，下一胎再发风险较小，但不排除生殖腺嵌合可能，下次妊娠仍需行产前诊断。

2. Prader-Willi 综合征

（1）Prader-Willi 综合征（Prader-Willi syndrome，PWS）是一种与基因组印迹相关的疾病，主要是父源染色体 15q11 - q13 区域缺失所致。主要临床特

征为婴儿早期严重的肌张力低下和喂养困难,而在婴儿后期或儿童早期则表现为无节制进食和逐渐加重的病态肥胖(饮食控制者除外)。同时,PWS患者的动作发展指标和语言功能发育迟缓,常有异常的行为表型(脾气暴躁、固执、操纵行为、强迫症)、身材矮小、特异面容、斜视和脊柱侧弯等特征。性腺机能减退在 PWS 的男性和女性患者中都存在,表现为生殖器发育不全、青春期发育不全,且大多数不育。

(2)建议胎儿行大排畸+心超检查,排除结构异常。

(3)建议夫妻双方进行外周血芯片检查。

(4)对患儿需采取多学科参与的综合管理模式,根据不同年龄段患儿的表型特征,针对不同的内分泌代谢异常及合并症进行干预,可提高其生活质量。

(5)再次妊娠建议行产前诊断。

3. Angelman 综合征

(1)Angelman 综合征(Angelman syndrome, AS)是一种与基因组印迹相关的疾病,又称快乐木偶综合征,主要是母源染色体 15q11 - q13 区域缺失所致。主要临床特征为严重发育迟缓或智力低下、严重语言障碍、步态共济失调和(或)四肢颤抖,并具有非正常的快乐行为包括频繁的大笑、微笑和兴奋。小头畸形和癫痫也是其常见的临床特征。

（2）建议夫妻双方进行外周血芯片检查。

（3）AS 的再发风险主要取决于致病机理，如为缺失或 UPD，则风险低于 1%；若为印迹中心或 *UBE3A* 基因突变，则风险为 50%。

（4）再次妊娠建议行产前诊断。

4. 16p11.2 缺失综合征

（1）该缺失为致病性变异，主要临床表现为智力障碍、先天发育异常、孤独症、语言障碍，但也可为正常表型。表型差异较大，外显率为 46.8%（31.5%～64.2%）。

（2）建议胎儿行大排畸＋心超检查，排除结构异常。

（3）建议夫妻双方进行外周血芯片检查，以判断该缺失为遗传或新发变异。如为遗传，则每次妊娠的遗传风险为 50%；如为新发，下一胎再发风险较小，但不排除生殖腺嵌合可能，下次妊娠仍需行产前诊断。

5. 22q11.21 微缺失综合征

（1）该缺失为致病性变异，又称 DiGeorge 综合征（DiGeorge syndrome，DGS）、腭－心－面综合征（velocardiofacial syndrome，VCFS）等，主要临床表现包括先天性心脏病、典型的面容特征、胸腺发育不全引起的免疫缺陷及甲状旁腺发育不良引起的低钙血症。72%的22q11.2缺失综合征患者伴心脏畸形。此外，在精神发育方面也存在发育缺陷或发育不良，表现为注意力不集中、学习认知障碍、双相性精神异常和暴躁等。尽管大多数22q11.2缺失的患者不会患精神疾病，但与正常人群相比，其患严重神经精神疾病的风险高25倍。

（2）建议胎儿行大排畸＋心超检查，排除结构异常。

（3）建议夫妻双方进行外周血芯片检查，以判断该缺失为遗传或新发变异。如为遗传，则每次妊娠的遗传风险为50%；如为新发，下一胎再发风险较小，但不排除生殖腺嵌合可能，下次妊娠仍需行产前诊断。

第五节
产前全外显子组测序检测前及检测后咨询

一、产前全外显子组测序咨询原则

要严格把握产前全外显子组测序（WES）的适应证，明确告知患者检测的范围、局限性以及可能的意外发现等，建立检测前及检测后的相关处理流程和标准操作规范。

二、产前全外显子组测序前咨询

鉴于检测技术和医学认识水平的限制，目前产前 WES 检测仅限超声或 MRI 异常的胎儿。咨询医生应当明确告知本实验室 WES 的检测方法、检测范围、各种可能的检测结果及后续应对策略，同时要告知目前 WES 在胎儿遗传疾病查因上的产前诊断局限性及残余风险，并签署知情同意书。

三、产前全外显子组测序后咨询

对本机构出具的产前 WES 报告，医师应当耐心详细地解释检测结果以及咨询意见。首先需再次告知检测范围和检测方法，应对报告中"致病""可能致病"和"临床意义不明确"的具体含义进行清楚告知。

对于阳性报告，咨询意见部分应当对涉及疾病的表型、一般病程、治疗方式及预后等方面进行解释；当涉及外显不全和嵌合变异位点时应当给予充分解释；同时需对再发风险进行合理评估及咨询。对于阴性报告，应告知残余风险，必要时给予下一步检测或干预策略建议。

对于临床意义不明确的结果，需评估是否有升降级可能，需告知可能的风险、下一步检测及干预策略建议。

对于复杂疑难病例，应当建立长效的会诊机制，由多个相关专业技术人员共同讨论。讨论组织者应当有权限获取胎儿及其家族的所有病史资料。

要重视心理咨询，孕妇很可能有心理焦虑的问题，尤其是多次妊娠出现问题的家庭。医师应当对咨询者的心理问题给予足够的重视和疏导。注意咨询时的语气、表达方式及措辞。

第六节
常见胎儿单基因病遗传咨询

一、单基因病咨询原则

单基因病是一类由生殖细胞或受精卵的单个基因突变所致的疾病，其传递方式一般遵循孟德尔遗传规律。

胎儿单基因病的遗传咨询应遵循遗传咨询的一般原则。遗传咨询中的有利原则（有利于咨询者及其家庭）、尊重自主性原则、平等原则、教育咨询者原则、非指向性遗传咨询原则、信任和保护隐私原则、知情选择和知情同意原则、关注咨询中的心理、社会和情感影响尺度原则，适合于单基因病的遗传咨询。需要强调的是，在咨询中，要充分教育咨询者，使其真正理解他（她）的状况，了解所有干预措施的目的、意义、局限性，只有这样，才能帮助咨询者做出对其本人及家庭最有利的选择。另外，在咨询中，需认识到对于同一疾病而生活背景不同的人，可以有不同的选择。

单基因病的产前诊断涉及一个新生命的存亡问题，需要严格遵守遗传伦理委员会制定的相关道德、伦理标准。从普遍化的伦理道德标准来讲，产前诊断应该对严重影响个体生存质量，缺乏有效治疗方法，给个体及家庭都带来巨大痛苦和负担的疾病进行诊断，目的是在产前诊断后发现患有严重致死、致残、致愚性疾病的胎儿并终止妊娠。有些疾病如单纯性性分化异常，患者虽然也痛苦，但其智力和生存能力在正常范围，并未给家庭和社会带来额外负担。而多指、单纯唇裂等，除了影响美观外，并不明显影响其生存质量。国内一般建议在孕 28 周之前完成产前诊断，孕 28 周以后发现胎儿有不会严重影响其生存质量的异常情况，或者出生后可以治愈的疾病，如轻度肾积水、唇裂、非复杂性先天性心脏病等，在检查其未合并染色体异常或其他器官异常后，原则上不应建议终止妊娠。咨询师本人应有明确的伦理、道德标准，给出充分的信息后，除非常特殊的情况外，都主张由咨询者自己做出决定。孕 28 周以后确实需要终止妊娠的，应申报所在医疗机构伦理委员会批准。

单基因病再发风险高，尽早产前诊断对孕妇的心理和身体影响会更小。从胎儿角度考虑,尽早诊断更为人道。此外,由于单基因病病种多、病例少,很多单基因病的明确诊断需要耗费较长时间,因此,如果怀疑或已知家族内有单基因病患者,应尽早进行先证者基因诊断和家系成员的基因检测。目前只有先证者基因诊断明确,才能对胎儿进行进一步的单基因产前诊断。

由于单基因病存在遗传异质性,不同疾病的分子病因可由不同类型的突变导致,并且基因型-表型关联复杂,因此,单基因病的遗传咨询要求咨询医师全面了解疾病的病因、疾病有关的致病基因和基因型、目前的基因检测水平、基因检测结果的意义和局限性,遵守遗传咨询准则,详细向咨询者提供咨询意见,帮助咨询者做出对其本人及家庭最有利的选择。

二、胎儿地中海贫血

地中海贫血(简称地贫)是人类遗传性血红蛋白病的一种类型,是人类珠蛋白基因的先天性缺陷而导致相应的珠蛋白肽链合成不足或完全缺如,形成血红蛋白的 α 链/非 α 链比例失衡,从而使受累个体产生中度或严重的溶血性贫血表现。根据珠蛋白肽链合成受到抑制的类型,可以分为 α-地中海贫血、β-地中海贫血、δ-地中海贫血、γ-地中海贫血、$\delta\beta$-地中海贫血和 $\epsilon\gamma\delta\beta$-地中海贫血等,其中 α-地中海贫血和 β-地中海贫血是最常见的类型。

1. α-地中海贫血

α-地中海贫血是一种由 α-球蛋白基因 (*HBA1* 和 *HBA2*)变异而引起的常染色体隐性遗传疾病。理论上,如果夫妇双方都是 α-地中海贫血致病基因变异携带者,他们的后代有 25% 的可能为 α-地中海贫血患者,50% 的可能为 α-地中海贫血致病基因携带者,还有 25% 的可能为正常基因型个体。

$--^{SEA}$ 是我国南方最常见的基因型,其他常见变异依次为$-\alpha^{3.7}$、$-\alpha^{4.2}$ 和 $^{CS}\alpha$。这 4 种遗传缺陷占我国南方 α-地中海贫血基因构成的 95% 以上。

正常二倍体细胞含 4 个 α-球蛋白基因拷贝 $(\alpha\alpha/\alpha\alpha)$。就一个单倍体而言,$\alpha$-地中海贫血有 3 种遗传缺陷:① α^{+} 地中海贫血,缺失一个 α 基因 $(-\alpha/)$;② α^{0} 地中海贫血,两个 α 基因都缺失 $(--/)$;③非缺失型,α 基因发生点突变或少数几个碱基的缺失。上述三类 α-地中海贫血缺陷及其突变基因组合可产生多种不同的基因型。依据表型特征,α-地中海贫血可分为 4 种临床表现型。

(1) α^{+} 地中海贫血:常见基因型为$-\alpha^{3.7}/\alpha\alpha$ 或 $-\alpha^{4.2}/\alpha\alpha$。为无症状携带者,个体无贫血,红细胞正常,几乎无异常表现。

（2）α^0 地中海贫血：常见基因型为 $--^{SEA}/\alpha\alpha$ 或 $-\alpha^{3.7}/-\alpha^{3.7}$。为无症状携带者，个体一般无贫血表征，但红细胞检测表现为典型的小细胞低色素贫血特征。

（3）HbH 病：常见基因型为 $-\alpha^{3.7}/--^{SEA}$ 或 $-\alpha^{4.2}/--^{SEA}$ 或 $\alpha^{CS}\alpha/--^{SEA}$。患者贫血程度有很大差异，多数表现为中度溶血性贫血。

（4）Bart's 水肿胎：常见基因型为 $--^{SEA}/--^{SEA}$。患者常有黄疸，肝脾肿大，骨髓扩增，严重者发育迟缓，脾大明显，可合并感染并使病情加重。又称 Hb Bart's 胎儿水肿综合征，为致死性贫血病，受累胎儿通常于出生前因严重贫血在宫内死亡，或出生后短时间内死亡。

2. β-地中海贫血

β-地中海贫血以常染色体隐性方式遗传，由位于 11p15.3 的 β 球蛋白基因（HBB）变异所致。理论上，受累个体的每个同胞兄弟姐妹有 25% 的可能为患者，50% 的可能为无症状携带者，25% 的可能为正常基因型个体。

β-地中海贫血的两种主要类型为 β^0 和 β^+ 地中海贫血。β^0 地中海贫血无 β 球蛋白产生，β^+ 地中海贫血有低于正常水平的 β 球蛋白产生。此外，还有一些少见的基因大片段缺失可导致 δβ-地中海贫血或遗传性持续性胎儿血红蛋白综合征

(hereditary persistence of fetal hemoglobin, HPFH)。

（1）β^0 和 β^+ 地中海贫血杂合子均为无症状型携带者，RBC 检测表现为典型的小细胞低色素贫血特征，两者没有明显可区别的血液学表型。

（2）β^0/β^0 或 β^+/β^0 为典型的重型地中海贫血患者。受累重型患者出生时无异常表现，多数在出生第一年发病，发病年龄范围为 2～36 个月，平均发病年龄为 13.1 个月。

（3）β^+/β^+ 或 $\beta^{+/0}/\delta\beta$ 或 $\beta^{+/0}/HPFH$ 为中间型地中海贫血患者。受累中间型患者的临床表现与重型类似，但程度较轻，为中度溶血性贫血表现。

特殊情况如下。

（1）*CD53* 为显性突变，其杂合子患者可导致中间型地贫。另外，某些单一的 β^0 杂合子在临床上也可能表现为中间型地贫，如 *CD17*、*IVS-II-654*。

（2）修饰因素。①加重 β-地中海贫血表型的修饰因素，如 β-地中海贫血杂合子合并 α 珠蛋白基因三联体或四联体，加剧 α/β 珠蛋白肽链比例的失衡。②减轻 β-地中海贫血表型的修饰因素，如复合 α-地中海贫血突变可使 β-地中海贫血患者的 α/β 珠蛋白肽链比例趋于平衡，从而减轻贫血表型；*KLF1*、*HBG2*、*HBG1*、*BCL11A* 和 *MYB* 等基因在正常情况下抑制 β-珠蛋白基因的表达，发生变异后抑制功能减弱,从而重新激活其表达。

3. αβ 复合型地中海贫血基因携带者

α-地中海贫血复合 β-地中海贫血的基因携带者为非患病个体,一般为无症状携带者,无须进行临床治疗。因此夫妻双方一方为 α-地中海贫血患者,一方为 β-地中海贫血患者的情况下,可不必进行产前诊断。一方为 αβ 复合型地中海贫血携带者,另一方为 α/β 任何一种携带者时,会有重型/中间型地中海贫血患儿出生的风险。

三、胎儿血友病

血友病(hemophilia)是一种 X 染色体连锁的隐性遗传性出血性单基因疾病。携带致病变异的男性为患者;女性通常仅为携带者,也可能有症状,临床表现通常较温和,女性患者罕见。

血友病主要包括血友病 A(hemophilia A, HA)和血友病 B(hemophilia B, HB)两种类型。HA 和 HB 的致病基因分别为 *F8* 和 *F9*,前者位于染色体 Xq28,编码凝血因子 Ⅷ(FⅧ),后者位于染色体 Xq27.1,编码凝血因子 Ⅸ(FⅨ)。HA 和 HB 分别是由 FⅧ和 FⅨ的合成缺陷引起的。在男性人群中,HA 的发病率约为 1/5 000,HB 的发病率约为 1/20 000。我国血友病的患病率为 2.73/100 000 人,其中 HA 占 80%～85%,HB 仅占 15%～20%。

血友病致病变异种类繁多，HA 致病变异主要包括倒位、点突变、缺失或插入，43%～45%的重型 HA 由 *F8* 基因内含子 22 倒位引起，2%～5%由 *F8* 基因内含子 1 倒位引起。HB 主要包括点突变、缺失或插入。建议对血友病患者进行基因检测，确定致病基因变异类型后，可为患者本人及同一家族中其他基因突变携带者的产前诊断及胚胎植入前检测提供依据。为了明确血友病诊断，可依据常规检测流程进行检测（见图 2－6－1）。HB 的患者主要通过 *F9* 外显子测序或拷贝数变异检测，来明确基因诊断。

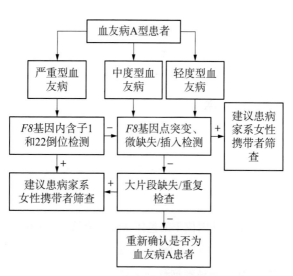

图 2－6－1　血友病 A 基因检测常规流程

遗传咨询与生育指导如下。

（1）解读基因检测报告上提示的基因与变异位点致病性，结合患者临床表现，判断基因检测结果的有效性，提供疾病发展特点、治疗方法等信息。如检测结果与患者的临床表现不符，给出相应建议。

（2）为其家系中致病性变异携带者提供遗传咨询和生育指导。理论上女性携带者的子代中，女性 50% 为携带者，50% 为正常；男性 50% 为血友病患者，50% 为正常。男性血友病患者的子代中，女性均为携带者，男性均正常。咨询中应告知现阶段可采用的医学干预措施（如产前诊断和 PGT）及其利弊。夫妻双方在充分了解相关信息的前提下，自愿选择适宜的遗传阻断方式。如果女方已怀孕，在明确致病突变后，可以在孕早期或中期采集绒毛（孕 12 周左右）或羊水细胞（孕 18～22 周），进行相应致病基因的检测。

四、进行性假肥大性肌营养不良/贝克肌营养不良

DMD 基因位于染色体 Xp21，全长 2.5 Mb，包含 79 个外显子，是目前已知最长的人类基因。DMD 基因变异类型复杂多样，包括单个或多个外显子缺失、基因片段重复和单核苷酸变异（碱基插

入/缺失、单碱基变异、剪接位点变异）。*DMD* 基因变异可造成进行性假肥大性肌营养不良（Duchenne muscular dystrophy，DMD）（OMIM310200）、贝克肌营养不良（Becker muscular dystrophy，BMD）（OMIM300376）和 X－连锁扩张型心肌病 3B 型（OMIM302045）。

目前针对单个或多个外显子缺失以及基因片段重复，主要使用多重连接探针扩增（multiplex ligation-dependent probe amplification，MLPA）技术进行拷贝数的检测。单核苷酸变异则使用二代测序法进行检测。

当有 DMD 家族史的夫妇进行检测时，应先对先证者进行 *DMD* 基因检测，确定基因变异类型，随后进行家系验证，进一步明确先证者 *DMD* 基因变异是遗传自父母还是新发变异。DMD/BMD 为 X 连锁隐性遗传疾病，患者兄妹的患病风险取决于其父母的遗传状态。若 *DMD* 基因来自母亲，则该母亲为携带者，每次妊娠均有 50% 的可能传递致病变异，继承致病变异的男孩将罹患 DMD/BMD；继承致病变异的女孩为携带者，有罹患心肌病的可能。若该家庭无家族史，由先证者新生变异引起，则仍需注意母亲存在生殖系嵌合的可能。但无论是遗传自父母还是新发变异引起，该家庭在继续妊娠时都需进行产前诊断，以排除相关风险。

五、耳聋

耳聋是最常见的遗传病之一,平均每 1 000 个新生儿中就有一名先天性耳聋患者。耳聋可以分为先天性耳聋和后天性耳聋,病因复杂多变,先天性耳聋可以由遗传、药物、感染等原因导致,后天性耳聋与噪声、年龄等因素相关。在所有耳聋中,遗传性耳聋约占 60%,其中约半数病例属孟德尔遗传,并以常染色体隐性遗传多见,占 40%~50%,而常染色体显性遗传约占 10%,其余的属于散发性病例,按非孟德尔遗传出现。在排除环境因素,如病毒感染后,同胞的发病风险约为 1/10。

以耳聋为唯一症状的非综合征性耳聋(nonsyndromic hearing loss, NSHL)占所有遗传性耳聋的 70%,综合征性耳聋(除耳聋外还合并其他系统病变)占 30%。耳聋具有高度遗传异质性,超过 500 种遗传综合征会表现出听力损失,超过 115 个基因与非综合征性遗传性听力损失有关,另有若干非遗传性原因会导致听力损失。

大部分非综合征性耳聋为孟德尔单基因遗传病,按遗传方式分为常染色体隐性(约 80%)、常染色体显性(约 15%)、X 连锁(约 1%)和线粒体(<1%)遗传。目前已经克隆的非综合征性耳聋基因有 117 种,共包含常染色体隐性遗传 70 种,常染色

体显性遗传 40 种，X 连锁遗传 5 种，线粒体遗传 2 种。我国最主要的致聋基因是 *GJB2*、*SLC26A4* 和 *12S rRNA*。

耳聋的遗传咨询要点如下。

（1）耳聋具有高度的遗传和临床异质性，涉及多个基因且无突变热点，同一基因的不同突变位点可引起不同遗传方式或不同表型的耳聋。遗传咨询时，需要综合考虑家族史、先证者的检测手段、致病基因、致病位点、家系成员携带及是否排除线粒体基因突变等情况，提供合理的产前诊断技术方案。

（2）对于已生育过耳聋子女的夫妇，如先证者致病基因明确或者夫妻双方的致病位点明确，可通过 PGT 或产前诊断等方式，预防患儿出生。

（3）对于常染色体显性遗传先天性耳聋，杂合子患者同胞中约有 1/2 为患者，子代中约 1/2 为患者，每次生育都有 1/2 的可能生育患儿。如双亲均为杂合子患者，则子代中有 3/4 为患者，仅 1/4 正常。

（4）对于常染色体隐性遗传先天性耳聋，当一对表型正常的夫妻生出一个患儿后，说明夫妻双方均为致病基因携带者，他们再生出患儿的概率为 1/4，男女患病机会均等，有 1/2 的概率生出无症状的携带者，有 1/4 的概率生出完全正常的孩子。

（5）对于 X 连锁隐性遗传先天性耳聋，如父亲正常、母亲为携带者，后代中儿子有 1/2 的概率患病，女儿无患病风险，但有 1/2 的概率为携带者；如父亲患病、母亲正常，后代中儿子无患病风险，女儿全部为携带者。

（6）对于 X 连锁显性遗传先天性耳聋，当父亲正常、母亲患病时，如母亲为杂合子，后代中子女有 1/2 的概率患病；如母亲为纯合子，后代中子女全都患病。如父亲患病、母亲正常，后代中儿子无患病风险，女儿全部患病。

（7）对于无法进行耳聋产前诊断的家庭，应该告知新生儿耳聋筛查及遗传咨询是及早发现先天性耳聋的重要措施，这对于有耳聋家族史患者更为重要。遵循早诊断、早治疗原则，能使耳聋患者在最佳时机得到听力和语言训练，达到最佳效果。

（审校：蒋宇林　邬玲仟　张月萍）

第三章 孕前咨询

第一节
有遗传病家族史备孕者的遗传咨询

建议先行染色体微阵列（CMA）、全外显子组测序（WES）等检查以明确疾病的遗传学病因，针对性地提供相应的生育方案（自然受孕、辅助生殖）以供选择。扩展性携带者筛查可作为重要补充。

第二节
携带者筛查检测前及检测后咨询

一、携带者筛查检测前咨询

扩展性携带者筛查适用于所有备孕期及孕早期的孕妇。通过携带者筛查可及时发现遗传疾病致病变异的携带情况，评估后代患病风险，进一步通过遗传咨询、产前诊断、辅助生殖技术等措施，有效预防部分单基因遗传病出生缺陷的首次发生。

扩展性携带者筛查因其技术本身特点,存在一定的局限性。受检者仍存在检测范围内疾病的剩余生育风险,但较检测前已经明显降低。

(1)检测仅针对范围内疾病相关目标基因的目标致病及疑似致病变异位点进行筛查,不包含对检测范围外疾病的生育风险评估,且检测分析的位点致病性评级只代表当时一年内的评级,随着时间的进展和科学认知的更新,少数致病性评级可能会发生相应变化,从而对遗传分析准确性造成影响。

(2)当检出 2 个拷贝的 *SMN1* 基因时,不能分辨 *SMN1* 基因的"2+0"基因型(携带者,2 个拷贝在一条同源染色体上)和"1+1"基因型(正常,2 个拷贝在一对同源染色体上)。

(3)在同一个基因上检出≥2 个变异时,不能分辨检出变异是复合杂合还是杂合携带。

(4)无法保证进行性假肥大性肌营养不良 *DMD* 基因单个外显子缺失/重复的检出。

(5)无法确定检测到的拷贝数重复为串联重复还是异位插入,可能会影响变异的致病性判定。

(6)不能排除受检者下一代因为新发突变而导致相关疾病发生的可能。

(7)不能检测易位/倒位等基因组结构变异以及生殖细胞的嵌合突变。

二、携带者筛查检测后咨询

1. 双方阴性

检测范围内疾病患儿的生育风险较低,可以正常产检监护。

2. 一方阳性

(1)性染色体基因异常,行辅助生殖受孕或孕期产前诊断。

(2)其他:检测范围内疾病患儿的生育风险较低,正常产检监护。

3. 双方阳性

(1)同一致病基因,行辅助生殖受孕或孕期产前诊断。

(2)其他:检测范围内疾病患儿的生育风险较低,正常产检监护。

此外,如一位受检者检出复合杂合或纯合变异,询问患者是否存在相关疾病症状,建议进行家系验证。

(审校:蒋宇林 张月萍)

第四章 介入产前诊断

第一节
介入产前诊断前咨询

1. 告知孕妇穿刺可能存在的风险

极少数情况下,穿刺可能导致感染、阴道流血甚至胎膜早破等风险,羊水及绒毛穿刺导致胎儿丢失率为 $0.3\%\sim0.5\%$,脐静脉穿刺导致胎儿丢失率为 $0.5\%\sim1\%$。

2. 告知孕妇穿刺检测范围

穿刺可以获取胎儿的细胞或组织。如何利用这些细胞或组织,取决于检测技术的不同,可以检测胎儿是否存在 23 对染色体数目或结构异常、染色体微缺失/微重复综合征及单基因病等。

3. 签署知情同意书

在已知风险及获益的前提下,孕妇签署知情同意书。

4. 医师需在穿刺前核对孕妇的化验结果

包括乙肝五项、梅毒、艾滋病、血型（ABO＋RH 血型）、血常规及 C 反应蛋白等指标。如近期 C 反应蛋白大于 10 mg/L，提示存在潜在感染风险，应暂停手术，查找感染病因。如孕妇为 RH 阴性血型，应在备好相关输血免疫制剂后，方可进行穿刺。

5. 医师应在穿刺前询问孕妇用药史

如孕妇正在使用阿司匹林或肝素等药物，应嘱孕妇在阿司匹林停药 5～7 天，肝素停药 24 小时后，方可进行介入性产前诊断。

6. 适应证

①分娩时年龄≥35 岁的孕妇；②唐氏筛查高风险孕妇；③NIPT 高风险孕妇；④胎儿存在结构性发育异常的孕妇；⑤曾有不良孕产史的孕妇：曾孕育过染色体异常、基因病或发育异常胎儿者；⑥夫妻双方之一存在染色体异常者；⑦长期接触有毒有害物质的孕妇，如电离辐射、化学药物、有机溶剂、药物及毒品等；⑧因家族遗传病或生育过基因病患儿需进行产前基因检测的孕妇；⑨其他经医师评估后需要进行产前诊断者。

7. 禁忌证

①先兆流产孕妇；②发热孕妇；③其他经医师评估后认为不宜进行穿刺者。

第二节
介入产前诊断操作流程

(一)羊膜腔穿刺术操作规范

1. 时间选择

羊膜腔穿刺术应在孕 16 周后进行。

2. 术前准备

术前医师及护士应核实孕妇姓名及穿刺指征等基本信息;医师检查术前签字是否完备;通过超声确定胎盘位置、胎儿位置、胎心、羊水情况,确定拟穿刺点,超声图像应包括完整的拟穿刺部位周围的声像。

3. 穿刺流程

(1)穿刺点应尽量避开胎盘主体部位或血流丰富部位。

(2)应按手术消毒规范对穿刺部位进行消毒,消毒范围不小于穿刺点周围 15 cm 区域。

(3)通过超声测量拟穿刺位置至羊膜腔距离以选择合适长度的穿刺针,建议使用 20G 或 21G 穿刺针进行穿刺。穿刺时应快速刺入羊膜腔,宜避开胎盘或胎儿位置。

(4)根据检测项目决定抽取羊水量的毫升数。

(5)不宜在同一日连续进行 2 次以上穿刺操作。

（6）穿刺后应再次进行超声检查，观察并确认胎心、穿刺点、穿刺部位子宫壁、胎盘等情况。

▶ 视频 4-2-1 羊膜腔穿刺术

（二）经腹绒毛活检术操作规范

1. 时间选择

经腹绒毛活检术宜在孕 $11\sim13^{+6}$ 周进行。

2. 术前准备

术前医师、护士应核实孕妇姓名及穿刺指征等基本信息；检查术前签字是否完备；通过超声确定胎盘位置、胎心等，选择合适的穿刺位置，超声图像应包括完整的拟穿刺部位周围的声像。

3. 操作过程应注意的事项

（1）应按手术消毒规范对穿刺部位进行消毒，消毒范围不小于穿刺点周围 15 cm 区域。

（2）穿刺应使用 17～20G 穿刺针，避免经过羊膜腔，尽量延长活检针在胎盘内的走行距离。

（3）根据检测项目决定抽取绒毛量。

（4）不宜在同一日连续进行 2 次以上穿刺操作，如 2 次穿刺均失败，宜后续改行羊膜腔穿刺。

（5）穿刺后应再次进行超声检查，观察并确认胎心、穿刺点、胎盘等情况。

▶ 视频 4-2-2 经腹绒毛活检术

（三）脐静脉穿刺术操作规范

1. 时间选择

宜根据胎儿具体情况及产前诊断中心穿刺水平决定合适的穿刺时机。

2. 术前准备

穿刺前，医师及护士应核实孕妇姓名、穿刺指征等基本信息；医师应检查术前签字是否完备，应通过超声确定穿刺部位，使脐静脉清晰显示在穿刺界面内。

3. 穿刺过程应注意的事项

（1）应按手术消毒规范对穿刺部位进行消毒，消毒范围不小于穿刺点周围 15 cm 左右区域。

（2）使用 22G 穿刺针，穿刺针应冲击式刺入脐静脉血管，并尽量避免对穿脐血管。

（3）抽取的脐血量通常不超过 3～4 ml。

（4）不宜在同一日连续进行 2 次以上穿刺操作，如 2 次脐静脉穿刺均失败，可抽取羊水备检，或再次评估孕妇及胎儿情况后决定后续处理。

（5）穿刺后应再次进行超声检查，观察并确认胎心、穿刺点、胎盘等情况。

▶ 视频 4 - 2 - 3 脐静脉穿刺术

（审校：蒋宇林 沈婕）

附 件 开展产前诊断技术医疗机构基本标准

产前诊断是指通过遗传咨询、医学影像、细胞遗传和分子遗传等技术项目对胎儿进行先天性缺陷和遗传性疾病诊断。产前诊断技术配置应当以人群对产前诊断技术服务需求、产前诊断技术发展为依据，符合区域医疗卫生资源规划要求。开展产前诊断技术医疗机构（以下简称产前诊断机构）应当达到以下基本标准。

一、主要职责

（一）进行出生缺陷防治健康教育。

（二）接受产前筛查机构或其他医疗机构发现的拟进行产前诊断孕妇的转诊。

（三）开展与产前诊断相关的临床咨询。

（四）开展常见的胎儿染色体病、开放性神经管畸形、超声下常见严重的胎儿结构畸形等产前诊断工作。

（五）具有相应遗传咨询和实验室检测能力，

可开展常见单基因遗传性疾病的诊断。

（六）在征得家属同意后，对引产出的胎儿进行病理检查及相关遗传学检查。

（七）落实多学科转会诊、追踪随访、疑难病例讨论等各项规章制度。

（八）对有合作关系的产前筛查机构开展人员培训、技术指导和质量控制工作。

（九）对涉及医学伦理问题的病例应当及时经医学伦理委员会研究讨论。

（十）统计和分析产前诊断有关信息，尤其是确诊阳性病例的有关数据，按要求定期报送卫生健康行政部门。

（十一）建立技术档案管理制度，对在本机构进行筛查或诊断的孕妇建立信息档案，档案资料保存期应为 15 年。

二、设置要求

（一）设有妇产、儿科、医学影像（超声）、检验、病理等科室，具有独立的遗传咨询门诊，设有医学伦理委员会。

（二）有能力独立开展遗传咨询（包括遗传病咨询和产前咨询）、医学影像（超声）、生化免疫、细胞遗传和胎儿病理等技术服务。可独立开展分子遗传或按照有关要求与有能力的医疗机构合作开展相关服务。鼓励有能力的产前诊断机构独立开展分子遗传项目。

（三）配备至少 2 名具有副高以上技术职称的从事遗传病咨询的临床医师、2 名具有副高以上技术职称的从事产前咨询的妇产科医师、2 名具有副高以上技术职称的从事超声产前诊断的临床医师、1 名具有副高以上技术职称的儿科医师、2 名细胞遗传实验室技术人员，其中 1 名具有 5 年中级以上技术职称。设置分子遗传实验室的医疗机构应当配备至少 2 名分子遗传实验室技术人员，其中 1 名具有 5 年中级以上技术职称。从事遗传病咨询的临床医师可由具有能力的妇产科、儿科等临床医师兼任。产前诊断机构配备的各类卫生专业技术人员应当满足相应工作量的要求。

（四）设立产前诊断诊疗组织，设主任 1 名，负责本机构产前诊断工作。

（五）明确具体的内设机构，负责日常管理工作和信息档案管理工作。

三、人员能力

（一）从事产前诊断的卫生专业技术人员必须经过系统的产前诊断技术专业培训，通过省级卫生健康行政部门的考核获得母婴保健技术服务相应资格证明。从事辅助性产前诊断技术的人员，应当在获得母婴保健技术服务相应资格证明的人员指导下开展工作。

（二）各类卫生专业技术人员能力。

1. 从事遗传病咨询的临床医师应当取得执业医师资格，并符合以下条件。

（1）医学院校本科以上学历，具有5年以上遗传病咨询相关临床工作经验。

（2）具备以下相关专业基本知识和技能。

① 掌握医学伦理、遗传病咨询的目的、原则、步骤和基本策略。

② 具备系统扎实的医学遗传学基础理论知识，掌握常见遗传性疾病的临床表现、一般进程、预后、遗传方式、预防及相关治疗措施，并能正确评估遗传风险与再发风险。

③ 掌握胎儿常见遗传性疾病检测方法及临床意义，能正确告知辅助诊断手段，并结合临床判断遗传检测结果。

④ 具有针对明确致病基因先证者的单基因遗传性疾病进行相应产前诊断的能力。

⑤ 配合妇产科医师完成胎儿标本采集及医疗处置，并共同签署产前诊断报告。

2. 从事产前咨询的临床医师应当取得妇产科执业医师资格，并符合以下条件。

（1）大专以上学历，中级以上技术职称，且具有 5 年以上临床工作经验。

（2）具备以下相关专业基本知识和技能。

① 掌握产前咨询的目的、原则、步骤和基本策略。

② 具有基本的医学遗传学基础理论知识，掌握常见胎儿异常的临床表现、一般进程、预后。

③ 掌握胎儿生长发育进程，具有针对影响胎儿生长发育常见环境因素咨询的能力。

④ 掌握常见的致畸因素、致畸原理以及预防措施。

⑤ 掌握胎儿常见先天性缺陷的检测方法及临床意义。

⑥ 掌握介入性产前诊断技术（如绒毛取材、羊膜腔穿刺或脐静脉穿刺技术）。

3. 从事儿科诊疗活动的临床医师应当取得儿科执业医师资格，并符合以下条件。

（1）大专以上学历，中级以上技术职称，且具有 5 年以上临床工作经验。

（2）具备以下相关专业基本知识和技能。识别常见出生缺陷、单基因遗传性疾病、开展临床指导及评估预后的能力，对出生缺陷胎儿围产期保健进行指导。

4. 从事超声产前诊断的临床医师应当取得执业医师资格，并符合以下条件。

（1）大专以上学历，中级以上技术职称，且具有 5 年以上妇产科超声检查工作经验。

（2）具备以下相关专业基本知识和技能。

① 掌握胎儿发育各阶段脏器的正常与异常超声影像学特征。

② 具有常见严重胎儿结构异常超声图像的诊断识别能力。

③ 根据胎儿系统超声检查情况，结合相关资料，具有综合判断胎儿疾病及对超声结果解释的能力。

5. 实验室技术人员应当具有相应卫生专业技术职称，并符合以下条件。

（1）大专以上学历或中级以上技术职称，且具有 2 年以上临床实验室工作经验。

（2）细胞遗传实验室技术人员应当具备以下相关专业基本知识和技能。

① 掌握标本收集与保存的基本知识。

② 掌握细胞培养的无菌操作技术。

③ 掌握外周血及产前诊断相关标本的培养、制片、显带染色体核型分析技术。

④ 了解染色体相关疾病，掌握细胞培养操作流程。

（3）分子遗传实验室技术人员应当具备以下相关专业基本知识和技能。

① 掌握标本收集与保存的基本知识。

② 掌握临床基因扩增检验技术分区操作原则。

③ 掌握基因扩增和一代测序等常用分子遗传学技术。

四、房屋与场地

（一）具备独立的遗传病咨询和产前咨询门诊，至少具备诊室 1 间、检查室 1 间，每间面积≥12 m²。

（二）具备独立的超声产前诊断室至少 1 间，诊室面积≥16 m²。

（三）具备介入性取材（羊水、绒毛、脐血）门诊手术室与孕妇术后休息观察室。

（四）染色体核型分析场所面积≥50 m²，应当包含细胞培养室、标本制备室、阅片室。细胞培养室应当具备空气消毒设施，各工作室应当具备恒温设施。根据需要配置其他必要的设施设备。

（五）分子遗传实验室（可选）应当具备临床基因扩增实验室资质，严格遵守《医疗机构临床实验室管理办法》《医疗机构临床基因扩增检验实验室管理办法》等相关规定。

（六）设立相对独立的候诊区、宣教区。

（七）负责日常管理工作和信息档案管理工作

的场所各 1 间,每间面积≥15 m²。

五、设备配置

具有与开展产前诊断工作相适应的设备,具体设备基本要求见附表,鼓励设置远程会诊系统。

六、规章制度

建立健全各项规章制度,包括产前诊断流程、设备管理制度、标本管理与生物安全制度、多学科转会诊制度、患者知情同意制度、追踪随访制度、质量控制及信息管理与安全制度等。

七、质量控制

(一)严格落实《医疗质量管理办法》和《医疗技术临床应用管理办法》,建立院内质量控制工作小组,按照有关要求定期开展质量控制,分析并撰写质量控制报告,针对质量问题,提出整改措施并持续改进。

(二)接受同级以上卫生健康行政部门的质量控制与评估,并达到相应要求。

(三)负责本辖区产前筛查机构的质量控制。

(四)产前诊断质量控制包括以下内容。

1. 确保各项相关工作依法依规开展。

2. 确保按照各类技术规范要求有序开展各项

工作。遗传病咨询、产前咨询、产前筛查与产前诊断实验室检测、超声产前筛查与超声产前诊断等应当符合相关技术规范、技术指南要求。

3. 按照有关要求开展实验室室内质量控制和室间质量评价并合格。开展孕妇外周血胎儿游离DNA产前筛查与诊断相应检测项目的医疗机构应当接受国家卫生健康委临床检验中心组织的室间质量评价。

附表:产前诊断机构设备基本要求

产前诊断机构设备基本要求

设备名称	基本数量
超声产前诊断室	
附穿刺引导装置的超声仪器	1
彩色多普勒超声诊断仪	2
超声工作站(图文管理和声像存储系统)	2
细胞遗传实验室	
普通双目显微镜	2
三筒研究显微镜附显微照相设备	1
倒置显微镜附显微照相设备	1
荧光显微镜	1
超净工作台或生物安全柜	1
二氧化碳培养箱	2

设备名称	基本数量
普通离心机	2
恒温干燥箱	1
超纯水仪或自动纯水蒸馏器	1
恒温水浴箱	2
普通电冰箱	2
分析天平	1
普通天平	1
生化免疫实验室	
普通离心机	1
全自动生化免疫检测仪	1
普通电冰箱	2
−80℃冰箱	1
分子遗传实验室	
PCR仪	2
凝胶成像仪	1
普通离心机	1
台式高速离心机	1
电泳仪	1
分析天平	1
恒温培养箱	1
紫外分光光度计或核酸蛋白检测仪	1
生物安全柜	1

续表

设备名称	基本数量
微量加样器(不同规格)	2(套)
普通电冰箱	2
−20℃冰箱	1
−80℃冰箱	1
产前诊断日常管理工作场所	
计算机(可接外网)	2
资料柜	2

参考文献

［1］中华人民共和国卫生部.中国出生缺陷防治报告（2012）［R］.北京：中华人民共和国卫生部，2012.

［2］中国医师协会妇产科医师分会母胎医师专业委员会，中华医学会妇产科学分会产科学组，中华医学会围产医学分会，等.妊娠期应用辐射性影像学检查的专家建议［J］.中华围产医学杂志，2020，23（3）：145－149.

［3］陆国辉.产前遗传病诊断［M］.广州：广东科技出版社，2002.

［4］ANTONARAKIS S E, SKOTKO B G, RAFII M S, et al. Down syndrome ［J］. Nat Rev Dis Primers, 2020,6(1):9.

［5］CAMMARATA-SCALISI F, ARAQUE D, RAMÍREZ R, et al. Trisomy 13 mosaicism ［J］. Bol Med Hosp Infant Mex, 2019,76(5):246-250.

［6］广东省妇幼保健院.染色体嵌合体的产前遗传学诊断与遗传咨询：T/GDPMAA 0007－2021［S］.广州：广东省精准医学应用学会，2021.

［7］刘维强，孙路明，沈亦平.染色体三体、嵌合体及单亲二体的产前诊断和遗传咨询［J］.中国产前诊断杂志（电子版），2020，12（2）：1－5.

［8］DAGDEVIREN G, KELES A, YUCEL CELIK O, et al. Prenatal diagnosis of the persistent right umbilical vein, incidence and clinical significance [J]. J Obstet Gynaecol, 2022, 42(3):443 - 446.

[9] Society for Maternal-Fetal Medicine (SMFM), PRABHU M, KULLER J A, et al. Society for Maternal-Fetal Medicine Consult Series ♯ 57: Evaluation and management of isolated soft ultrasound markers for aneuploidy in the second trimester: (Replaces Consults ♯ 10, Single umbilical artery, October 2010; ♯ 16, Isolated echogenic bowel diagnosed on second-trimester ultrasound, August 2011; ♯ 17, Evaluation and management of isolated renal pelviectasis on second-trimester ultrasound, December 2011; ♯ 25, Isolated fetal choroid plexus cysts, April 2013; ♯ 27, Isolated echogenic intracardiac focus, August 2013) [J]. Am J Obstet Gynecol, 2021, 225(4): B2 - B15.

[10] MOCZULSKA H, SERAFIN M, WOJDA K, et al. Fetal nasal bone hypoplasia in the second trimester as a marker of multiple genetic syndromes [J]. J Clin Med, 2022, 11(6):1513.

[11] MIRSKY D M, STENCE N V, POWERS A M, et al. Imaging of fetal ventriculomegaly [J]. Pediatr Radiol, 2020, 50(13):1948 - 1958.

[12] D'AMICO A, BUCA D, RIZZO G, et al. Outcome of fetal echogenic bowel: a systematic review and meta-analysis [J]. Prenat Diagn, 2021, 41(4):391 - 399.

[13] 《基于影像学的结构性畸形产前筛查与诊断规范化体系研究》解放军总医院第一医学中心超声诊断科课题组. 五个常见产前超声软指标临床处理路径[J]. 中华医学超声杂志(电子版), 2021, 18(11):

1044 - 1048.

[14] 李胜利,罗国阳. 胎儿畸形产前超声诊断学[M]. 2 版. 北京:科学出版社,2017.

[15] HUBER C, SHAZLY S A, BLUMENFELD Y J, et al. Update on the prenatal diagnosis and outcomes of fetal bilateral renal agenesis [J]. Obstet Gynecol Surv, 2019,74(5):298 - 302.

[16] SHUSTER S, KEUNEN J, SHANNON P, et al. Prenatal detection of isolated bilateral hyperechogenic kidneys: etiologies and outcomes [J]. Prenat Diagn, 2019,39(9):693 - 700.

[17] 朱雨露. 胎儿常染色体显性遗传性多囊肾病的研究进展[J]. 中国产前诊断杂志(电子版),2020,12(1):55 - 59.

[18] MAROM R, RABENHORST B M, MORELLO R. Management of endocrine disease: osteogenesis imperfecta: an update on clinical features and therapies [J]. Eur J Endocrinol , 2020, 183(4): R95 - R106.

[19] SINGER A, MAYA I, SUKENIK-HALEVY R, et al. Microarray findings in pregnancies with oligohydramnios—a retrospective cohort study and literature review [J]. J Perinat Med, 2019,48(1): 53 - 58.

[20] MARYAM G A, SIAMAK S, SADAT F B F, et al. Report of a triploid fetus identified in a pregnancy with oligohydramnios [J]. J Assoc Genet Technol, 2017,43(1):6 - 8.

[21] GHI T, SOTIRIADIS A, CALDA P, et al. ISUOG Practice Guidelines: invasive procedures for prenatal diagnosis [J]. Ultrasound Obstet Gynecol, 2016,48(2):256 - 268.

［22］上海市卫生健康委员会.上海市遗传咨询技术服务管理办法（2018 版）［EB/OL］.（2018 - 08 - 14）［2023 - 03 - 12］https://wsjkw. sh. gov. cn/zcfg2/20180831/0012-62125. html.

［23］Navaratnam K, Alfirevic Z, Royal College of Obstetricians and Gynaecologists. Amniocentesis and chorionic villus sampling: Green-top Guideline No. 8 July 2021: Green-top Guideline No. 8 ［J］. BJOG, 2022,129(1):e1 - e15.

［24］刘俊涛.介入性产前诊断技术［M］.北京：人民军医出版社,2012.